Kohlhammer

Rat + Hilfe

Fundiertes Wissen für Betroffene, Eltern und Angehörige – Medizinische und psychologische Ratgeber bei Kohlhammer

Eine Übersicht aller lieferbaren und im Buchhandel angekündigten Ratgeber aus unserem Programm finden Sie unter:

https://shop.kohlhammer.de/rat+hilfe

Die Autoren

Dr. rer. med. Arthur Schall,
Psychologe, Musikwissenschaftler und Kunsthistoriker.

Dr. rer. med. Valentina A. Tesky,
Psychologin und systemische Beraterin.

Dr. sc. mus. Inga Auch-Johannes,
Musiktherapeutin, Musikwissenschaftlerin und -pädagogin.

Claudia Gaida,
bildende Künstlerin, Philosophin, Kunst- und Kulturvermittlerin.

Arthur Schall
Valentina A. Tesky
Inga Auch-Johannes
Claudia Gaida

Musik & Kunst bei Demenz

Aktivieren, Kommunizieren,
Lebensqualität fördern

Verlag W. Kohlhammer

Pharmakologische Daten verändern sich ständig. Verlag und Autoren tragen dafür Sorge, dass alle gemachten Angaben dem derzeitigen Wissensstand entsprechen. Eine Haftung hierfür kann jedoch nicht übernommen werden. Es empfiehlt sich, die Angaben anhand des Beipackzettels und der entsprechenden Fachinformationen zu überprüfen. Aufgrund der Auswahl häufig angewendeter Arzneimittel besteht kein Anspruch auf Vollständigkeit.

Die Wiedergabe von Warenbezeichnungen, Handelsnamen und sonstigen Kennzeichen berechtigt nicht zu der Annahme, dass diese frei benutzt werden dürfen. Vielmehr kann es sich auch dann um eingetragene Warenzeichen oder sonstige geschützte Kennzeichen handeln, wenn sie nicht eigens als solche gekennzeichnet sind.

Es konnten nicht alle Rechtsinhaber von Abbildungen ermittelt werden. Sollte dem Verlag gegenüber der Nachweis der Rechtsinhaberschaft geführt werden, wird das branchenübliche Honorar nachträglich gezahlt.

Dieses Werk enthält Hinweise/Links zu externen Websites Dritter, auf deren Inhalt der Verlag keinen Einfluss hat und die der Haftung der jeweiligen Seitenanbieter oder -betreiber unterliegen. Zum Zeitpunkt der Verlinkung wurden die externen Websites auf mögliche Rechtsverstöße überprüft und dabei keine Rechtsverletzung festgestellt. Ohne konkrete Hinweise auf eine solche Rechtsverletzung ist eine permanente inhaltliche Kontrolle der verlinkten Seiten nicht zumutbar. Sollten jedoch Rechtsverletzungen bekannt werden, werden die betroffenen externen Links soweit möglich unverzüglich entfernt.

1. Auflage 2025

Gesamtherstellung: W. Kohlhammer GmbH, Heßbrühlstr. 69, 70565 Stuttgart
produktsicherheit@kohlhammer.de

Print:
ISBN 978-3-17-041432-7

E-Book-Formate:
pdf: ISBN 978-3-17-041433-4
epub: ISBN 978-3-17-041434-1

Geleitwort

von Julia Haberstroh

Ich hatte das große Glück, mehrere Jahre eng mit einigen des Autorenteams zusammenzuarbeiten und ihre Begeisterung und ihr beeindruckendes Engagement für das Thema »Musik und Kunst bei Demenz« aus nächster Nähe mitzuerleben. Auch wenn ich seit einigen Jahren ihre Arbeiten nur noch aus der Ferne verfolge, fasziniert mich ihre anhaltende Kreativität, Innovationskraft und Herzlichkeit im Forschen und Gestalten. Schon zu einer Zeit, in der die Demenzforschung vorwiegend medikamentöse Ansätze verfolgte, setzten sie sich mit kreativen Therapien für Menschen mit Demenz auseinander. Trotz zahlreicher Herausforderungen sind sie ihrem Weg treu geblieben. Dass sich dieser Mut zu unkonventionellen Wegen ausgezahlt hat, zeigt sich eindrucksvoll in den innovativen Konzepten, die in diesem Buch dargestellt werden.

Der Ratgeber bietet eine wertvolle Sammlung von Ansätzen, um kreative Therapieformen im Alltag von Menschen mit Demenz anwendbar zu machen. Die Leserinnen und Leser erhalten eine fundierte Einführung in das Krankheitsbild der Demenz, lernen therapeutische Maßnahmen kennen und erfahren detailliert, wie sie musikalische und künstlerische Interventionen in ihrem Versorgungsalltag einsetzen können. Von Fallbeispielen aus der musiktherapeutischen Arbeit über praktische Vorschläge für das heimische Musizieren bis hin zu kunstbasierten Ansätzen zeigt das Buch auf beeindruckende Weise, wie kreative Methoden das Leben von Menschen mit Demenz bereichern können.

Der Ratgeber richtet sich in erster Linie an versorgende Angehörige von zuhause lebenden Menschen mit Demenz, bietet jedoch auch wertvolle Impulse für Fachkräfte in stationären Einrichtungen. Er liefert konkrete Anleitungen und Ideen, um musikalische und künstlerische Mittel gezielt einzusetzen und dadurch das Wohlbefinden und die Lebensqualität der Betroffenen zu verbessern.

Ich bin begeistert von diesem Ratgeber, der so herzlich und nah geschrieben ist, als würde man mit Arthur, Valentina, Inga und Claudia im Café sitzen und freundschaftlich-kompetente Tipps für den Alltag erhalten. Ich wünsche den vieren, dass ihre Begeisterung für kreative Therapien und ihre Motivation, das Leben von Menschen mit Demenz und ihren Angehörigen ein bisschen bunter und klangvoller zu machen, auf viele Leserinnen und Leser überspringt. Möge dieses Buch dazu beitragen, dass die kreativen Ansätze in der Demenzversorgung mit ebensolcher Begeisterung in den Alltag integriert werden und dabei viel Freude und Erleichterung bringen.

Siegen, im Frühjahr 2025

Prof. Dr. Julia Haberstroh
Psychologin und approbierte Psychologische Psychotherapeutin, Professur für Psychologische Alternsforschung, Department Psychologie, Universität Siegen

Danksagung

Dieser Ratgeber wäre ohne die Unterstützung und das Engagement vieler Menschen nicht möglich gewesen. Aus diesem Grund möchten wir an dieser Stelle all jenen danken, die zu dessen Gelingen beigetragen haben.

Zunächst gilt unser großer Dank allen Personen, die an unseren Projekten und wissenschaftlichen Studien teilgenommen haben. Die Erfahrungen, die wir als sogenannte Experten in der Arbeit mit Menschen mit Demenz und ihren Angehörigen machen durften, haben uns nicht nur dazu inspiriert, einige Ergebnisse unserer Forschung in Form dieses Ratgebers praxistauglich zusammenzufassen, sondern uns auch persönlich sehr bereichert.

Des Weiteren danken wir allen Kooperationspartnern und Institutionen, die bei der Durchführung der Praxis-Forschungsprojekte maßgeblich beteiligt waren oder diese erst ermöglicht haben.

Herzlicher Dank gebührt ebenso unseren Familien, Freunden und Kollegen, die uns die nötige Zeit und den Raum gegeben haben, dieses Buchprojekt zu verfolgen, und uns in vielfacher Hinsicht währenddessen unterstützt haben. Im Besonderen danken wir Prof. Dr. Julia Haberstroh und Prof. Dr. Johannes Pantel, Dr. Valerian und Irene Schall, Sven Gerweck, Harrison Stid Mendoza Acosta, Roland Schell, Hannah und Helena Ibeli, Dr. Konrad Auch, Sebastian Stöhrer, Silke Wagner sowie den Frankfurter Kaffeehäusern, in denen uns immer ein Platz zum Schreiben gewiss war.

Abschließend möchten wir uns beim Team des Kohlhammer Verlags bedanken, speziell bei Frau Anita Brutler und Frau Dr. Carmen Rommel, für das Vertrauen in uns und all die Unterstützung bei der Realisierung dieses Ratgebers.

Herzlichst,
die Autoren

Inhalt

Übersicht über das elektronische Zusatzmaterial

Den Weblink, unter dem die Zusatzmaterialien zum Download verfügbar sind, finden Sie unter Kap. »Zusatzmaterial zum Download« am Ende dieses Buches.

- Anleitung für künstlerische Arbeit: Erstellung einer Collage
- Anleitung für künstlerische Arbeit: Malen mit Acrylfarben
- Anleitung für künstlerische Arbeit: Modellieren mit Ton
- Fragebogen zur musikalischen Biografie eines Menschen mit Demenz

Zum Einstieg: Fragen über Fragen

Das Schreckgespenst der Demenz schwebt über dem Älterwerden. Diese Volkskrankheit, als welche sie oftmals tituliert wird, scheint angesichts unserer alternden Gesellschaft allgegenwärtig: In Büchern und Zeitschriften wie auch im Fernsehen, Radio und Internet finden sich immer mehr Berichte, Dokumentationen und fiktionale Darstellungen, die sich mit dieser Erkrankung beschäftigen. Letztlich spiegelt sich darin nur der wachsende gesellschaftliche Fokus auf Demenz wider als die häufigste psychiatrische Diagnose im höheren Lebensalter ebenso wie die Bedeutsamkeit dieser Thematik im Zusammenhang mit der Gesundheit älterer Menschen.

Doch was ist Demenz überhaupt? Das Gleiche wie Alzheimer oder bestehen Unterschiede? Was passiert mit Körper und Geist, wenn die Diagnose einen trifft? Wie verändert sich das eigene Leben und das der Familie? Was lässt sich therapeutisch tun? Gibt es Medikamente oder vielleicht noch etwas Anderes, das in solch einer lebenseinschneidenden Situation hilfreich sein könnte? Etwas, um beispielsweise die Befindlichkeit und Gemütslage der Betroffenen wie Betreuenden zu verbessern? Oder um zwischenmenschliche Kommunikation und soziales Miteinander zusätzlich zu befördern?

Haben Sie sich auch schon solche oder ähnliche Fragen gestellt? Kennen Sie demenziell erkrankte Menschen aus Ihrem näheren Freundes- und Bekanntenkreis? Oder müssen Sie sich als an- oder zugehörige Person sogar selbst um jemanden mit Demenz kümmern?

Im vorliegenden Ratgeber versucht das Autorenteam, die wichtigsten Fragen rund um Demenz anhand des heutigen Wissensstands und neuster Forschungsergebnisse zu beantworten. Vor allem geht es aber um dieses »Andere«, das im demenztherapeutischen Kontext bisher eine eher untergeordnete Rolle gespielt hat, jedoch immer größeren Anklang und weitere Verbreitung findet, nicht zuletzt aufgrund sich mehrender wissenschaftlicher Belege für dessen positive Wirksamkeit. Die Rede ist von Musik und Kunst sowie deren Einsatzmöglichkeiten bei demenziellen Erkrankungen. Das Ganze wird unter dem Fachbegriff der kreativtherapeutischen Interventionen subsumiert, die einen bedeutenden Teilbereich der nicht medikamentösen (oder als psychosozial bezeichneten) Therapieansätze bei Demenz bilden. Denn kreative Betätigung und das Entdecken noch verbliebener Potenziale können nicht nur ein Stück weit der Wiedererlangung des verlorenen Selbstbewusstseins dienen und dadurch Wohlbefinden und Lebensqualität erhöhen, sondern darüber hinaus symptomatisch relevante Effekte haben.

Das Buch ist derart gegliedert, dass Sie zu Beginn eine allgemeine Einführung in das Krankheitsbild der Demenz erhalten: Dabei erfahren Sie etwas über Symptome, Formen und Verläufe der Erkrankung. Danach geht es um therapeutische Maßnahmen, medikamentös wie nicht medikamentös, und im Speziellen um Kreativtherapie.

Als Exkurs werden dann in separaten Kapiteln die besondere Rolle der betreuenden oder pflegenden Angehörigen und auch der wichtige, allerdings oftmals schwierige Aspekt der Kommunikation mit Menschen mit Demenz behandelt, ergänzt um konkrete Handlungsstrategien und Praxistipps. Anschließend stehen Musik- und Kunsttherapie bzw. musik- und kunstbasierte Interventionen bei Demenz im Zentrum des Interesses sowie deren wissenschaftliche Evidenz, basierend auf repräsentativen nationalen wie internationalen Studien. Zusätzlich bekommen Sie einen Einblick in die eigene Forschungsarbeit und aktuelle Projekte der Autoren in diesem Bereich.

Das Kernstück des Ratgebers bilden zwei mit »Lernen von den Profis« überschriebene Kapitel, in denen es anhand echter Fallbeispiele aus musiktherapeutischer Praxis und kunstpädagogischer Arbeit mit älteren Menschen (Kunstgeragogik) um den Umgang mit häufig auftretenden und meist herausfordernden Betreuungssituationen mittels musik- bzw. kunstbasierter Ansätze geht. Diese Beispiele sollen praktikable Anregungen bieten, wie sich kreativtherapeutische Elemente in die alltägliche Versorgung von Menschen mit Demenz integrieren lassen.

Am Ende jedes Kapitels wird die dafür verwendete bzw. dort zitierte Literatur aufgelistet, die Sie zur inhaltlichen Vertiefung und für eigene Recherchen nutzen können. Abgerundet wird das Buch durch kurze Vorstellungen für das heimische Musizieren geeigneter Instrumente, exemplarische Vorschläge für anlassspezifische Lieder und Musikstücke, einige Anmerkungen zu den wichtigsten künstlerischen Materialien sowie weiterführende Internetseiten zu demenziellen Erkrankungen, Kreativtherapie und kultureller Teilhabe.

Der Ratgeber richtet sich an häuslich versorgende und pflegende Angehörige, sonstige Betreuungspersonen und alle an kreativen Therapien bei Demenz interessierten Leser. Ebenso ist die Verwendung des Buches im stationären Bereich (z. B. im Rahmen der sozialen Betreuung) denkbar und zu begrüßen. Natürlich soll es dabei keinesfalls darum gehen, professionelle Kunst- oder Musiktherapie zu ersetzen. Doch leider lehrt die Erfahrung, dass deren gegenwärtiger Einsatz durch beispielsweise institutionelle Faktoren wie die mangelnde Verfügbarkeit entsprechender Fachtherapeuten und die unzureichende sozialgesetzliche Refinanzierung dieser Angebote sowohl in Pflegeeinrichtungen als auch im häuslichen oder ambulanten Sektor stark eingeschränkt ist.

Die Zielsetzung des Autorenteams war also zum einen, Ihnen auf eingängige, doch zugleich wissenschaftlich fundierte und praxisrelevante Weise das in seiner Tragweite derzeit noch nicht einmal ansatzweise ausgeschöpfte Thema der kreativen Interventionsmaßnahmen bei Demenz ein wenig näherzubringen. Zum anderen sollten Sie einige Ideen, Anleitungen und Hilfestellungen zum Einsatz musikalischer und künstlerischer Mittel zur Förderung von Emotionen, Wohlbefinden und Lebensqualität aller Beteiligten an die Hand bekommen. Vielleicht hilft Ihnen ja dieser Ratgeber, die ein oder andere schwierige Situation in der Kontaktaufnahme oder Kommunikation mit Menschen mit Demenz etwas besser zu meistern. Die Autoren würde es von Herzen freuen.

1 Das Krankheitsbild der Demenz

1.1 Häufigkeit und Symptomatik

Dank besserer Lebensbedingungen und der Fortschritte in der Medizin ist die durchschnittliche Lebenserwartung in den letzten Jahren deutlich gestiegen – was erfreulich ist. Doch gilt dies in erster Linie nur für die westlichen Industrieländer, was wiederum weniger erfreulich ist. Dort aber, wo die Menschen älter werden, werden sie zumeist auch gesünder älter. Allerdings erhöht sich mit dem Zuwachs an Lebenszeit parallel einhergehend die Wahrscheinlichkeit für einige alterstypische Erkrankungen, zu denen allem voran die Demenz gehört.

Momentan leben in Deutschland etwa 1,8 Millionen Menschen mit einer Demenz; die Dunkelziffer ist vermutlich sogar höher. Abrechnungsdaten der Krankenkassen bestätigen, dass mindestens 10,5 % der deutschen Bevölkerung über 65 Jahre eine Demenzerkrankung haben (Nerius et al. 2020). Frauen sind etwas öfter betroffen als Männer, »vor allem aufgrund der höheren Lebenserwartung und des damit einhergehenden höheren Anteils weiblicher Personen in den höchsten Altersgruppen« (DGN und DGPPN 2023, S. 12). Es gibt unterschiedliche Prognosen über die künftige Entwicklung demenzieller Erkrankungen, doch gehen alle davon aus, dass deren Zahl sich in den kommenden Jahrzehnten drastisch erhöhen wird. Teils ist von fast einer Verdopplung der Demenzfälle bis zur Mitte des Jahrhunderts die Rede (DAlzG 2022). Dabei ist jede Demenz und deren Verlauf ebenso einzigartig, wie auch jeder Mensch in seiner Persönlichkeit und Lebensentwicklung individuell verschieden ist.

Was ist aber unter »Demenz« zu verstehen? Das Wort an sich hat einen lateinischen Ursprung und lässt sich in etwa mit »Verlust von Geist«

übersetzen. Oft werden im allgemeinen Sprachgebrauch die beiden Begriffe »Alzheimer« und »Demenz« synonym verwendet (vgl. Pantel 2017). Doch sind sie keinesfalls deckungsgleich. Demenz ist zunächst einmal nur die Bezeichnung für ein *Syndrom*, d. h. eine Kombination von Symptomen, die für alle Demenzformen mehr oder weniger zutreffen. Alzheimer oder die *Alzheimer-Krankheit* ist dagegen die häufigste und wohl bekannteste Ursache einer Demenz (▶ Kap. 1.2). Allen Demenzen ist jedoch gemein, dass sie durch krankhaft fortschreitende *(degenerative)* Abbauprozesse im Gehirn gekennzeichnet sind, die zum zunehmenden Verlust von Nervenzellen *(Neuronen)* und Nervenverbindungen *(Synapsen)* führen. Man spricht in diesem Zusammenhang deswegen auch von einer *neurodegenerativen Erkrankung.* Die sicht- und spürbaren Folgen dieser Abbauprozesse zeigen sich in spezifischen Funktionsstörungen und Beeinträchtigungen, die sich im Verlauf der Krankheit weiter verstärken, sodass die erkrankten Menschen immer mehr auf Hilfe und Unterstützung im Alltag angewiesen sind. Zu den typischen Demenzsymptomen gehören vorrangig folgende:

- Nachlassen des Gedächtnisses (u. a. Merkfähigkeit, Faktenwissen, biografisches Gedächtnis)
- Sprach- und Kommunikationsprobleme (Verständnis und Sprechen)
- Beeinträchtigungen des logischen Denkens und der Urteilsfähigkeit
- Verwirrung und Orientierungslosigkeit
- Schwierigkeiten bei alltäglichen Aufgaben und sozialen Aktivitäten
- Veränderungen von Stimmung und Verhalten (z. B. Unruhe, Aggressivität, Depression)

Die Mehrzahl aller Demenzerkrankungen lässt sich den sog. *primären* oder *hirnorganischen Demenzen* zuordnen. Bei diesen Formen kommt es, wie bereits erwähnt, zu chronisch voranschreitenden und bisher unheilbaren neurodegenerativen Prozessen im Gehirn. Bei einem kleinen Teil der Erkrankungen (ca. 10 %) handelt es sich dagegen um *sekundäre* oder *nicht hirnorganische Demenzen* (vgl. Georges et al. 2023). In diesen Fällen liegt eine üblicherweise behandelbare Krankheit (z. B. Stoffwechselstörungen, Infektionen, Depression) oder andere schädliche Einflüsse (z. B. Mangelzustände, Dehydration, Medikamentenintoxikation) vor. Wird die Ursache therapiert, bilden sich die demenziellen Symptome in der Regel wieder zurück. Aus diesem Grund sind bei Demenzverdacht umfassende medizinische und neuropsychologische Untersuchungen sowie eine *differenzialdiagnostische Abklärung*, also der Ausschluss von Erkrankungen mit ähnlicher bzw. nahezu identischer Symptomatik, enorm wichtig (vgl. DAlzG 2018).

1.2 Formen primärer Demenzen

Die Auslöser für *primäre (neurodegenerative) Demenzen* sind äußerst vielfältig, was durchaus problematisch für eine richtige Diagnosestellung sein kann. Wie bereits erwähnt, ist die häufigste Ursache, auf die etwa zwei Drittel aller Demenzen zurückzuführen sind, die *Alzheimer-Krankheit.* Daneben existieren viele weitere Formen, die jeweils andere krankheitsphysiologische Ursachen haben und seltener auftreten, wie z. B. die vaskuläre, frontotemporale oder Lewy-Körperchen-Demenz (▶ Abb. 1): »Eine exakte Bestimmung der Anteile der spezifischen Demenzformen ist aufgrund der zahlreichen Entstehungsfaktoren und Symptome sowie der uneinheitlichen Diagnostik bei Demenzerkrankungen erschwert. Autopsie-Studien legen nahe, dass bei den meisten von Demenz betroffenen Personen am Ende des Lebens eine Mischform aus Alzheimer- und vaskulärer Demenz vorliegt.« (Georges et al. 2023, S. 33). Die wichtigsten Demenzarten werden im Weiteren kurz skizziert.

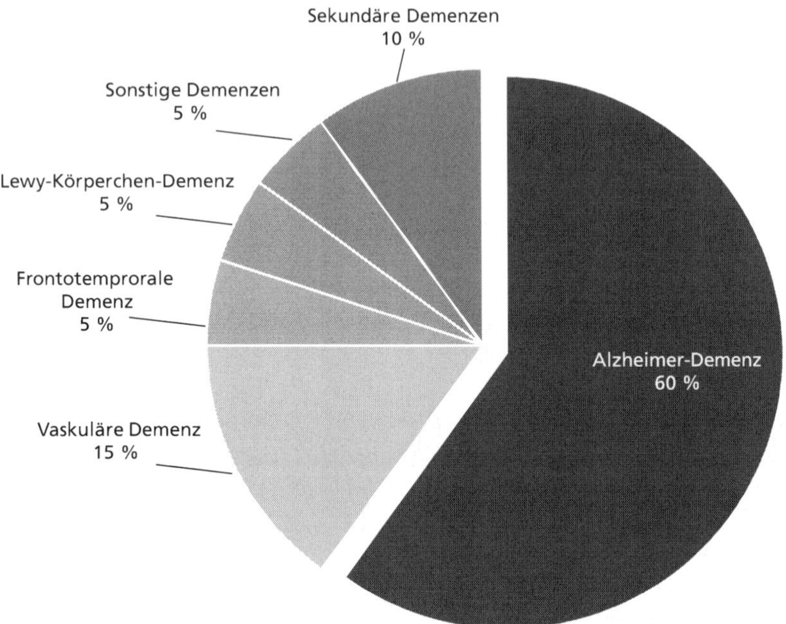

Abb. 1: Die wichtigsten Demenzformen im Überblick (durchschnittliche Häufigkeitsangaben nach Georges et al. 2023)

Alzheimer-Demenz

Die am häufigsten vorkommende – in 50 bis 70% aller Fälle – und am besten untersuchte Demenzform ist die *Alzheimer-Demenz* mit der Alzheimer-Krankheit als Ursache (Georges et al. 2023). Benannt ist sie nach dem deutschen Psychiater und Neuropathologen Alois Alzheimer, der die Erkrankung im Jahr 1907 erstmals beschrieben hat (vgl. Pantel 2017). Bei dieser Form der Demenz kommt es zu abnormen Eiweißablagerungen im Gehirn, den sog. *Plaques.* Diese Alzheimer-Plaques behindern die Versorgung der Nervenzellen und führen dazu, dass diese und ihre synaptischen Verbindungen zugrunde gehen. Die Konsequenz ist eine *progressive kortikale Atrophie*, worunter ein fortschreitender Verlust von Hirngewebe zu verstehen ist (DGN und DGPPN 2023, ► Abb. 2 und ► Abb. 3). Das massive Absterben der Nervenzellen äußert sich bei Patienten mit Alzheimer-Demenz zunächst im Verlust des Kurzzeit-, später auch des Langzeitgedächtnisses. Im weiteren Verlauf kommen zusätzlich Orientierungsschwierigkeiten, Sprach- und Denkstörungen sowie Veränderungen der Persönlichkeit hinzu. Die Betroffenen leiden an *Aphasie*, können also Dinge nicht mehr richtig benennen, oder werden unfähig, einfache Handlungen auszuführen *(Apraxie)*. All diese Probleme verstärken sich im Laufe der Erkrankung und machen die Bewältigung des Alltagslebens zunehmend schwieriger, ob es nun um das Ankleiden, Essen und Trinken oder die Körperpflege geht (Haberstroh et al. 2016). Im Spätstadium der Demenz tritt zudem oft Harn- und Stuhlinkontinenz auf.

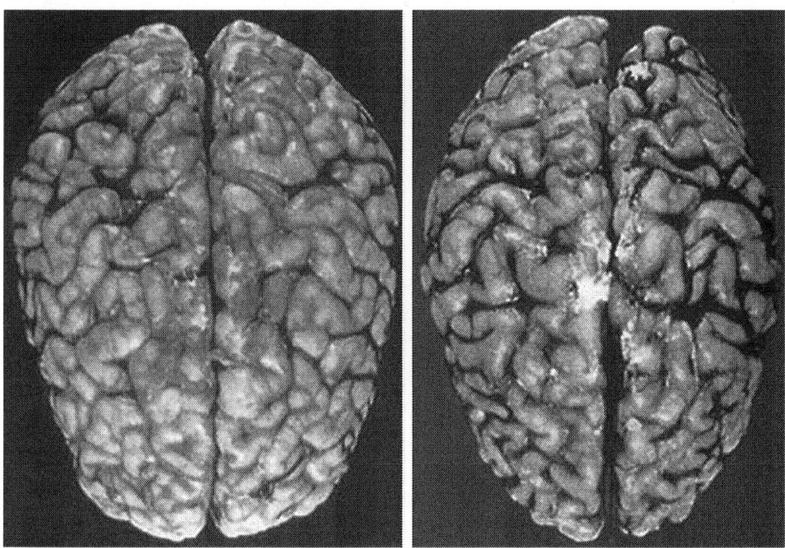

Abb. 2: Gesundes Gehirn (links) vs. Gehirn mit fortgeschrittener Alzheimer-Demenz und ausgeprägter Hirnatrophie (rechts) in Draufsicht (© Arbeitsbereich Altersmedizin, Goethe-Universität Frankfurt)

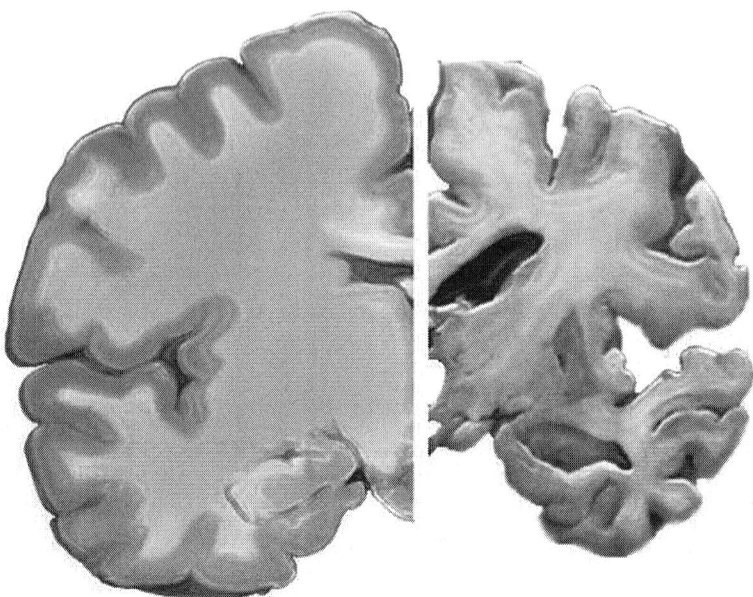

Abb. 3: Querschnitt je einer Hemisphäre eines gesunden Gehirns (links) vs. eines Gehirns mit fortgeschrittener Alzheimer-Demenz und ausgeprägter Hirnatrophie (rechts) in Frontalansicht (© National Institute on Aging)

Vaskuläre Demenz

Die *vaskuläre (gefäßbedinge) Demenz* kommt ebenfalls relativ häufig vor (ca. 15 %, Georges et al. 2023). Ausgelöst werden die degenerativen Vorgänge im Gehirn in diesem Fall durch viele kleine Infarkte und/oder Schlaganfälle aufgrund durchblutungsbedingter Störungen kleiner Blutgefäße. Dies hat eine Mangelversorgung des Nervenzellgewebes zur Folge, woraufhin es dann abstirbt. Die Symptome variieren je nachdem, welche Teile des Gehirns betroffen sind. Typischerweise treten bei den Erkrankten jedoch recht unmittelbar Defizite in den höheren kortikalen Funktionen auf (z. B. Aufmerksamkeit, Denkvermögen, Gedächtnis, Konzentration und Verarbeitungsgeschwindigkeit) und zeigen einen stark fluktuierenden zeitlichen Verlauf. Bei der Alzheimer-Demenz verschlechtern sich diese

Funktionen eher schleichend, aber kontinuierlich über einen längeren Zeitraum. Nicht selten ist außerdem eine Kombination aus Alzheimer- und vaskulärer Demenz, die sog. »*gemischte Demenz*« (Wiltfang 2020).

Frontotemporale Demenz

Vergleichsweise selten ist die *frontotemporale Demenz* (FTD) (ca. 3 bis 9 % aller Demenzfälle), die sich zunächst durch Veränderungen der Persönlichkeit und des Verhaltens äußert (DAlzG 2017a). Bei dieser Demenzform kommt es zu Abbauprozessen voranging in den Stirn- und Schläfenlappen *(Frontal- und Temporallappen)* des Gehirns. Als Ursache des Nervenzellabbaus werden Ablagerungen unterschiedlicher Eiweiße angenommen. Deutlich ausgeprägte Verhaltensauffälligkeiten wie Teilnahmslosigkeit, Aggressionen und Unberechenbarkeit stellen hier eine besondere Belastung für die Angehörigen dar. Gedächtnisstörungen wie bei Alzheimer kommen üblicherweise erst im späteren Verlauf dazu (vgl. DAlzG 2017a; Wiltfang 2020).

Lewy-Körperchen-Demenz

Auch die Lewy-Körperchen- oder Lewy-Body-Demenz (engl. dementia with Lewy-bodies, DLB) ist etwas seltener und zeichnet sich durch progressive Gedächtnisprobleme, psychotische Symptome (z. B. optische Halluzinationen) und/oder parkinsonähnliche Bewegungsstörungen aus. Erkrankte weisen darüber hinaus auffällige Schwankungen geistiger Fähigkeiten und der Wachheit im Tagesverlauf auf. Die sog. Lewy-Körperchen sind abnorme Proteinablagerungen, die insbesondere in den motorischen Arealen des Gehirns vorkommen und zu den typischen Bewegungsstörungen führen (vgl. DAlzG 2017b).

Parkinson-Demenz

Bei einem schweren Verlauf der *Parkinson-Krankheit* können sich ebenso Demenzsymptome entwickeln. Vorrangige Ursache von Parkinson sind

Nervenzellverluste in für die Koordination von Bewegungen verantwortlichen Gehirnregionen, wobei diese Prozesse zugleich mit Hirnleistungsstörungen einhergehen können. Im Vordergrund stehen hier Beeinträchtigungen der Aufmerksamkeit, der Orientierung und eine Verlangsamung des Denkens; die Sprache ist dagegen weniger betroffen (DGN und DGPPN 2023). Letztlich führt das Parkinson-Syndrom nicht unweigerlich zu einer Demenz, denn das Beschriebene tritt nur bei ca. 20% aller Patienten mit Parkinson auf (Gatterer und Croy 2020).

Demenz mit frühem Beginn

Eher selten, bei ca. 5 bis 10% aller Alzheimer-Diagnosen, erkranken Menschen bereits im mittleren Erwachsenenalter, also in der Altersspanne zwischen 40 und 65 Jahren. In solchen Fällen spricht man von der *familiären Form der Alzheimer-Erkrankung* (Pantel 2017). Dieser Demenztyp ist stärker genetisch bedingt, sodass die Nachkommen von Personen mit dieser Veranlagung ebenfalls ein stark erhöhtes Risiko haben, früh an Alzheimer zu erkranken. Die Entstehung einer altersassoziierten Alzheimer-Demenz ist indessen vielmehr sporadisch und multikausal, d.h., dass es sich dabei um ein Zusammenwirken mehrerer Ursachen handelt, wobei erbliche Faktoren eine untergeordnete Rolle spielen (Förstl et al. 2020).

Leichte kognitive Störung

Als *leichte kognitive Störung* (engl. *mild cognitive impairment*, MCI) wird das Vorliegen leichter, doch objektiv nachweisbarer kognitiver Beeinträchtigungen bezeichnet, »die eine Verschlechterung von einem unbeeinträchtigten Ausgangsstadium darstellen, aber nicht so stark ausgeprägt sind, dass sie die selbstständige Lebensführung beeinträchtigen« (DGN und DGPPN 2023, S. 66). Vordergründig treten Gedächtnisprobleme auf, die zwar nicht dem typischen Alterungsprozess entsprechen, jedoch auch noch nicht erheblich einschränkend wirken. Bei einem Teil der Betroffenen entwickelt sich später eine Alzheimer-Demenz, allerdings können die Gedächtniseinbußen ebenso stagnieren oder sich sogar zurückbilden (Schröder und Pantel 2011). Somit ist MCI ein »wichtiges Früh- oder Risikosyndrom von

Demenzerkrankungen und wird in der klinischen Praxis zunehmend diagnostiziert« (DGN und DGPPN 2023, S. 66). Eine wichtige Empfehlung wäre also, sich häufende Gedächtnisstörungen frühzeitig ärztlich abklären zu lassen (Gatterer und Croy 2020).

1.3 Verlauf einer Demenz

Im Wesentlichen lassen sich drei Stadien einer Demenzerkrankung unterscheiden: Die frühe (oder beginnende), mittlere und fortgeschrittene Demenz. Diese Phasen sind von jeweils eigenen Problematiken bei den Betroffenen und besonderen Herausforderungen für die Betreuung gekennzeichnet.

Zu Beginn der Demenzerkrankung werden die fortschreitenden Defizite für gewöhnlich sehr bewusst wahrgenommen. Dies hat verständlicherweise Auswirkungen auf Befinden, Stimmung und Selbstbewusstsein. Die ersten kognitiven Einbußen, zunächst vor allem Merkfähigkeits- und Gedächtnisstörungen, sind ein derartiger Schock, dass die Menschen aus Angst und Scham versuchen, eine »Fassade« der Normalität aufrechtzuerhalten (Haberstroh et al. 2016). Die Defizite sollen von anderen, insbesondere von Familienangehörigen und Freunden, unbemerkt bleiben. Des Öfteren werden dann Ausreden erfunden, um soziale Kontakte und Interaktionen nicht mehr wahrnehmen zu müssen. Demenzbetroffene ziehen sich zurück und nehmen immer weniger an Unternehmungen und Aktivitäten teil. Der Leidensdruck steigt angesichts der erschreckenden Erkenntnis, dass man nicht mehr so ist wie früher. Ängste vor dem, was noch kommt, und Unsicherheiten, wie sich die Krankheit weiterentwickeln wird, werden zur erheblichen Belastung in dieser Phase.

Vor allem im Anfangsstadium der Demenz kann es aufgrund der geschilderten Probleme zur Entwicklung depressiver Symptome bis hin zum Vollbild einer Depression kommen (vgl. Adler 2017). Dies ist insofern gravierend, da eine Depression das Voranschreiten der Demenz zusätzlich begünstigen kann. Teils dauert es mehrere Jahre, bis nach dem Auftreten erster Demenzsymptome eine gesicherte Diagnose gestellt werden kann (Wolff et al. 2020). Die Gründe, warum Menschen mit einem Demenzverdacht eine ärztliche Konsultation eher meiden, sind vielfältig: Gemeinhin besteht die Angst vor Stigmatisierung, also als Patient mit zahlreichen Defiziten wahrgenommen zu werden und deswegen in ein Pflegeheim zu müssen. Daneben spielen Befürchtungen vor dem Verlust der Eigenständigkeit eine ebenfalls große Rolle. Sich und den anderen einzugestehen, Dinge zu vergessen und in bestimmten Situationen nicht mehr so gut zurechtzukommen, »ist ein schwieriger und oft auch langwieriger Prozess« (DAlzG 2017c, S. 1). So passiert es nicht selten, dass Menschen mit Demenz erst dann zur fachärztlichen Untersuchung oder in eine Gedächtnisambulanz gehen, wenn die Symptome bereits so weit ausgeprägt sind, dass sie sich nicht mehr fassadenmäßig verbergen lassen (Haberstroh et al. 2016). Erfahrungsgemäß sind es nahestehende Angehörige, die eine symptomatisch auffällige Person dazu drängen, einen Arzt zu konsultieren, um endlich Gewissheit zu haben.

Im mittleren Demenzstadium ist die Selbstständigkeit der Erkrankten zunehmend beeinträchtigt und sie benötigen Unterstützung bei fast allen täglichen Aufgaben. Da in dieser Krankheitsphase sowohl das Sprechen als auch das Verständnis des Gesprochenen meist schon ziemlich eingeschränkt sind, sind häufige Kommunikationsschwierigkeiten mit Außenstehenden die Folge. Damit verbunden sind anspruchsvolle Situationen im häuslichen Alltag, die teils ebenso auf demenzbedingte Verhaltensänderungen aufseiten der Betroffenen zurückzuführen sind. Hierzu können (müssen aber nicht) bestimmte Symptombereiche gehören, von denen manchmal als den *herausfordernden Verhaltensweisen* gesprochen wird: *Agitation* (ausgeprägte Unruhe, Umherwandern oder ständig wiederkehrende Handlungen), *Apathie* (Teilnahmslosigkeit und verminderte emotionale Ansprechbarkeit), *aggressives Verhalten*, *Ängste*, *Depressivität*, *Wahnsymptomatik* und *Veränderungen im Schlaf- und Wachrhythmus.* Diese Symptome, die nicht nur für die Menschen selbst, sondern auch für das gesamte Umfeld sehr beanspruchend sein können, sind gewöhnlich der »Grund für einen Umzug der betroffenen Person in eine Pflegeeinrichtung oder für die Aufnahme in ein Krankenhaus« (DGN und DGPPN 2023, S. 193). Den Erkrankten selbst ist in dieser Phase normalerweise nicht mehr bewusst, dass sie Hilfe und Unterstützung benötigen. Ihnen fehlt die

Krankheitseinsicht, was als *Anosognosie* bezeichnet wird. Gerade zu diesem Zeitpunkt kann die Betreuung eines Menschen mit Demenz zur enormen Belastungsprobe für die versorgenden und pflegenden Angehörigen werden (▶ Kap. 3). Die Inanspruchnahme einer Tages- oder Kurzzeitpflege bzw. anderer externer Hilfsangebote bis hin zum Umzug in eine Altenpflegeeinrichtung könnte in dieser Lage Perspektiven zur eigenen Entlastung und zur Optimierung der Pflegesituation bieten.

Das fortgeschrittene bzw. schwere Stadium der Erkrankung ist vom hochgradigen kognitiven Abbau geprägt; nur rudimentäre Fähigkeiten und basale Körperfunktionen wie Atmung und Nahrungsaufnahme bleiben erhalten und die sprachliche Kommunikation beschränkt sich auf wenige Worte oder Laute, bis sie zumeist vollständig versiegt. Die Menschen werden in der Regel komplett pflegebedürftig und benötigen eine Rundumbetreuung. Dagegen ist das Bedürfnis, Emotionen zu äußern, bis in die Spätphase der Demenz vorhanden. Dies kann auf vordergründig störende und für Betreuende manchmal unverständliche Art geschehen, wie beispielsweise durch Weinen oder Schreien (Haberstroh et al. 2016). Doch sogar in diesem Stadium ist es möglich, demenziell Erkrankten durch spezielle psychosoziale Maßnahmen, z. B. durch die basale Stimulation über Berührungen und Klänge, zu mehr Wohlbefinden und Lebensqualität zu verhelfen (▶ Kap. 2.3).

Da es sich bei Demenz hinsichtlich Form und Symptomatik um ein sehr heterogenes Krankheitsbild handelt, gibt es – trotz unbestreitbarer Gemeinsamkeiten – nicht den einen klassischen Verlauf. Selbst die für eine bestimmte Demenzform typischen Symptome treten nicht zwingend in dieser Kombination auf. Zugleich können ihr Ausprägungs- und Schweregrad von Mensch zu Mensch stark variieren, sogar im Laufe eines Tages. Ebenso lassen sich die einzelnen Stadien oftmals nicht klar voneinander abgrenzen. Jeder Demenzverlauf ist somit genauso einzigartig und individuell wie der Mensch selbst. Oder um es anders zu formulieren: »Kennst du einen Menschen mit Demenz, kennst du EINEN Menschen mit Demenz.« (Haberstroh und Pantel 2011, S. 14).

Literatur

Adler G (2017) Diagnostik der Altersdepression. In: Fellgiebel A, Hautzinger M (Hrsg.) Altersdepression. Ein interdisziplinäres Handbuch. Berlin: Springer, S. 19–26.

DAlzG (Deutsche Alzheimer Gesellschaft e.V. Selbsthilfe Demenz) (Hrsg.) (2017a) Informationsblatt 11: Die frontotemporale Demenz. (https://www.deutsche-alzheimer.de/fileadmin/Alz/pdf/factsheets/infoblatt11_frontotemporale_demenz.pdf, Zugriff am 07.10.2024).

DAlzG (Deutsche Alzheimer Gesellschaft e.V. Selbsthilfe Demenz) (Hrsg.) (2017b) Informationsblatt 14: Die Lewy-Körperchen-Demenz. (https://www.deutsche-alzheimer.de/fileadmin/Alz/pdf/factsheets/infoblatt14_lewy-koerperchen-demenz_dalzg.pdf, Zugriff am 07.10.2024).

DAlzG (Deutsche Alzheimer Gesellschaft e.V. Selbsthilfe Demenz) (Hrsg.) (2017c). Empfehlungen zum Umgang mit Diagnose und Aufklärung bei Demenz. (https://www.deutsche-alzheimer.de/fileadmin/Alz/pdf/empfehlungen/empfehlungen_diagnose_aufklaerung.pdf, Zugriff am 07.10.2024).

DAlzG (Deutsche Alzheimer Gesellschaft e.V. Selbsthilfe Demenz) (Hrsg.) (2018) Informationsblatt 3: Die Diagnose der Alzheimer-Krankheit und anderer Demenzerkrankungen. (https://www.deutsche-alzheimer.de/fileadmin/Alz/pdf/factsheets/infoblatt3_diagnose_dalzg.pdf, Zugriff am 07.10.2024).

DAlzG (Deutsche Alzheimer Gesellschaft e.V. Selbsthilfe Demenz) (Hrsg.) (2022) Informationsblatt 1: Die Häufigkeit von Demenzerkrankungen. (https://www.deutsche-alzheimer.de/fileadmin/Alz/pdf/factsheets/infoblatt1_haeufigkeit_demenzerkrankungen_dalzg.pdf, Zugriff am 07.10.2024).

DGN (Deutsche Gesellschaft für Neurologie e.V.), DGPPN (Deutsche Gesellschaft für Psychiatrie und Psychotherapie, Psychosomatik und Nervenheilkunde e.V.) (Hrsg.) (2023) S3-Leitlinie Demenzen. Langversion – Stand: 28.11.2023, Version: 4.0. (https://register.awmf.org/de/leitlinien/detail/038-013, Zugriff am 07.10.2024).

Förstl H, Bickel H, Perneczky R (2020) Alzheimer-Demenz und andere degenerative Demenzen. In: Berlit P (Hrsg.) Klinische Neurologie. Springer Reference Medizin. 4. Aufl. Berlin, Heidelberg: Springer, S. 1415–1430.

Gatterer G, Croy A (2020) Leben mit Demenz: Praxisbezogener Ratgeber für Pflege und Betreuung. 2. Aufl. Berlin: Springer.

Georges D, Rakusa E, Holtz AV et al. (2023) Demenzerkrankungen in Deutschland: Epidemiologie, Trends und Herausforderungen. J Health Monit 8(3): 32–52.

Haberstroh J, Neumeyer K, Pantel J (2016) Kommunikation bei Demenz: Ein Ratgeber für Angehörige und Pflegende. 2. Aufl. Berlin, Heidelberg: Springer.

Haberstroh J, Pantel J (2011) Kommunikation bei Demenz: TANDEM Trainingsmanual. Berlin, Heidelberg: Springer.

Nerius M, Ziegler U, Doblhammer G et al. (2020) Trends in der Prävalenz von Demenz und Parkinson – Eine Analyse auf Basis aller gesetzlich versicherten Personen im Alter 65+ in Deutschland zwischen 2009 und 2012. Gesundheitswesen 82(10): 761–769.

Pantel J (2017) Alzheimer-Demenz von Auguste Deter bis heute. Fortschritte, Enttäuschungen und offene Fragen. Z Gerontol Geriat 50(7): 576–587.

Schröder J, Pantel J (2011) Die leichte kognitive Beeinträchtigung: Klinik, Diagnostik, Therapie und Prävention im Vorfeld der Alzheimer-Demenz. 1. Aufl. Stuttgart: Schattauer.

Wiltfang J (2020) Demenz. In: Schmidt HU, Stegemann T, Spitzer C (Hrsg.) Musiktherapie bei psychischen und psychosomatischen Störungen. 1. Aufl. München: Elsevier. S. 119–124.

Wolff F, Dietzel N, Karrer L et al. (2020) Zeitgerechte Diagnosestellung bei Menschen mit Demenz: der Bayerische Demenz Survey (BayDem). Gesundheitswesen 82(01): 23–29.

2 Therapieoptionen bei Demenz

2.1 Ganzheitliche Versorgung

Primäre Demenzen können bislang noch nicht geheilt werden. Mit momentan verfügbaren Medikamenten lassen sich jedoch die Symptome bis zu einem gewissen Grad behandeln und das Voranschreiten der Demenz kann etwas hinausgezögert werden. Zusätzlich zur medikamentösen Therapie gibt es eine Reihe von nicht medikamentösen oder psychosozialen Ansätzen, die vor allem zur Linderung von psychopathologischen Begleitsymptomen (z. B. Apathie und Depression), zur Verbesserung der Alltagsfunktionen (z. B. Kommunikations- und Interaktionsfähigkeit) sowie zur Steigerung von Wohlbefinden und Lebensqualität beitragen können (DGN und DGPPN 2023; Schall et al. 2022). Durch die Einbeziehung psychosozialer Interventionen im Rahmen einer ganzheitlichen und integrativen Versorgung sollen Betroffene möglichst lange in ihrem vertrauten Umfeld verbleiben können, bei gleichzeitiger Förderung von deren Ressourcen und Autonomie. Hinzu kommen spezielle Informations- und Schulungskonzepte für betreuende Angehörige zum besseren Umgang mit demenziellen Problematiken im Versorgungsalltag (Haberstroh et al. 2016). Im Folgenden wird sowohl in wesentlichen Zügen auf Medikation als auch auf verfügbare psychosoziale Ansätze bei Demenz eingegangen, wobei der Schwerpunkt – ganz im Sinne des Ratgebers – stärker auf kreativtherapeutische Interventionsmaßnahmen gelegt wird.

2.2 Medikamentöse Therapie

Detaillierte und auf dem neuesten Forschungsstand beruhende Angaben zur pharmakologischen Behandlung bei Demenzdiagnose finden sich u. a. in den Informationsblättern der Deutschen Alzheimer Gesellschaft (z. B. DAlzG 2020) sowie in der kürzlich aktualisierten S3-Leitlinie »Demenzen« (DGN und DGPPN 2023). Medizinische Leitlinien geben anhand der von einem Expertengremium geprüften wissenschaftlichen Evidenz systematische Handlungsempfehlungen für Ärzte, andere im Gesundheitssektor tätige Akteure und nicht zuletzt für Patienten, um sie im Zuge der therapeutischen Entscheidungsfindung zu unterstützen.

Bei der Medikation unterscheidet man zwischen der antidementiven Pharmakotherapie, d. h. der Behandlung von kognitiven Symptomen und daraus resultierenden Einschränkungen von Alltagsfunktionen, und der pharmakologischen Behandlung von psychischen und Verhaltenssymptomen bei Demenz, zu denen Angst, Apathie und Depression ebenso zählen wie enthemmtes Verhalten, Unruhe, psychotische Symptome oder Schlafstörungen (vgl. DGN und DGPPN 2023). Zur medikamentösen Behandlung des Abbaus der geistigen Leistungsfähigkeit werden bei leichter bis mittelschwerer Alzheimer-Demenz in erster Linie sog. *Antidementiva* eingesetzt, die zur Gruppe der *Acetylcholinesterasehemmer* gehören. *Acetylcholin* (ACh) ist ein Botenstoff *(Neurotransmitter)*, der u. a. für die Signalübertragung zwischen den Nervenzellen im Gehirn wichtig ist, bei der Alzheimer-Krankheit allerdings nicht mehr in ausreichender Menge gebildet wird. Acetylcholinesterasehemmer sorgen dafür, dass der Abbau von Acetylcholin an den Verbindungsstellen zwischen zwei Nervenzellen, den Synapsen, verzögert wird und somit die Botenstoffkonzentration im Gehirn wieder steigt. Folglich können diese Medikamente kognitive Funktionen wie Gedächtnis, Konzentrations-, Lern- und Denkfähigkeit verbessern und krankheitsbedingte Beeinträchtigungen sozialer Alltagsaktivitäten vermindern. In Deutschland sind die Acetylcholinesterasehemmer *Donepezil*, *Galantamin* und *Rivastigmin* zugelassen und werden gemäß der S3-Leitlinie »Demenzen« (DGN und DGPPN 2023) zur symptomatischen Therapie bis zum mittleren Demenzstadium empfohlen (Empfehlungsgrad A: starke Empfehlung). Deren Einnahme kann jedoch dosisabhängig mit einer Reihe ernstzunehmender Nebenwirkungen einhergehen, zu denen z. B. Appetitlosigkeit, Übelkeit, Durchfall, Schwindel, Schlafprobleme und erhöhte Reizbarkeit gehören können (vgl. DAlzG 2020). Bei mittelgradiger und schwerer Demenz kann als symptomatische Pharmakotherapie *Memantin* eingesetzt werden, ein Wirkstoff aus der Gruppe der sog. *NMDA-Antagonisten*, die die Konzentration des Neurotransmitters *Glutamat* beeinflussen. Memantin wirkt an den NMDA-Rezeptoren, dämpft die Überregung der Nervenzellen im Gehirn durch *Glutamat* und verbessert die Übertragung der Nervensignale und damit das Gedächtnis. Studien bestätigen einen gewissen patientenbezogenen Nutzen von Memantin auf die Kognition und alltagspraktische Fähigkeiten bei fortgeschrittener Alzheimer-Demenz (vgl. DGN und DGPPN 2023, Empfehlungsgrad A: starke Empfehlung), jedoch nicht bei leichter. Auch die ärztlich verordnete Einnahme von *Ginkgo biloba* scheint einen potenziellen Nutzen bei leichter bis mittelschwerer vaskulärer oder Alzheimer-Demenz zu haben und bekommt den Empfehlungsgrad B (schwache Empfehlung).

Bei der medikamentösen Behandlung von demenzbegleitenden Verhaltenssymptomen wie Depression, Unruhe oder Ängsten mittels Psychopharmaka wird laut S3-Leitlinie empfohlen, eine Medikation erst einzusetzen, »wenn nicht pharmakologische Interventionen nicht wirksam oder nicht umsetzbar sind« (DGN und DGPPN 2023, S. 212). Als erster Schritt sollte immer versucht werden, den Ursachen der Verhaltensauffälligkeiten auf den Grund zu gehen, bevor Medikamente verordnet werden. In einzelnen Fällen, wenn durch besonders ausgeprägte Symptome die Betroffenen gleichermaßen wie ihr Betreuungsumfeld ausgesprochen stark beeinträchtigt sind, können sie manchmal hilfreich sein und zur Entlastung aller Beteiligten beitragen. So kann in Notfallsituationen, z. B. bei akuten psychotischen Symptomen wie Wahn oder Halluzinationen, eine zeitlich begrenzte Medikation in möglichst geringer Dosierung durchaus sinnvoll sein. Zu beachten gilt dabei, dass gerade Antipsychotika mit erhöhten Nebenwirkungen (z. B. Bewegungsstörungen, Stoffwechselprobleme, Schwindel und Kopfschmerzen) und mit negativen Effekten auf die Kognition assoziiert sind (DGN und DGPPN 2023). Grundsätzlich erfordert die medikamentöse Behandlung von Verhaltensstörungen ein ständiges Abwägen zwischen Nutzen und Risiken. Der Einsatz jeder Substanz muss daher von den behandelnden Ärzten unter Einbezug pflegender Angehöriger und Erkrankter sowie vor dem Hintergrund nicht pharmakologischer Alternativen genau besprochen und bedacht werden.

2.3 Nicht medikamentöse, psychosoziale Therapie

Als *psychosoziale Interventionen* werden alle nicht pharmakologischen Maßnahmen und Therapieansätze bezeichnet, die eine ressourcenorientierte Ausrichtung haben und u. a. psychologische, sensorische, soziokulturelle und alltagspraktische Aspekte berücksichtigen. Sie bilden neben der medikamentösen Therapie die zweite zentrale Säule einer adäquaten ganzheitlichen Versorgung bei Demenz (vgl. Schall et al. 2022) und sollen beide laut Leitlinie »im Regelfall gemeinsam angewendet werden« (DGN und DGPPN 2023, S. 149). Alle psychosozialen Angebote eint, dass sie vielfältige positive Auswirkungen auf Kognition, Stimmung, Kommunikationsverhalten sowie Wohlbefinden und Lebensqualität von Menschen mit Demenz, aber auch von betreuenden Angehörigen haben können.

Grob lassen sich drei große Teilbereiche psychosozialer Interventionen unterscheiden: *Kognitive Verfahren*, *körperliche Aktivierung* und *kreativtherapeutische Ansätze* (Pantel und Schall 2019). Die nachfolgende kursorische Vorstellung der wichtigsten psychosozialen Maßnahmen orientiert sich im Wesentlichen an den Empfehlungen der S3-Leitlinie »Demenzen« (DGN und DGPPN 2023).

Kognitive Verfahren

Unter dem Sammelbegriff *kognitiver Verfahren* wird eine Gruppe von Interventionsangeboten zusammengefasst, die der Aktivierung kognitiver Leistungen und Fähigkeiten dienen und deren Anwendung »nicht an spezifische Berufsgruppen gebunden« ist (DGN und DGPPN 2023, S. 149).

Hierunter finden sich (1) das *kognitive Training*, also das aufgabenbasierte Üben (einzeln oder in Gruppen) bestimmter geistiger Funktionsbereiche, (2) die *kognitive Stimulation*, bei der der Fokus stärker auf anregenden Aktivitäten und der sozialen Interaktion liegt, sowie (3) die *Reminiszenz-Therapie*, bei der es um die Stimulation des Gedächtnisses durch biografiebezogenes Arbeiten und positive Emotionen geht. Des Weiteren gehören auch (4) die *Realitätsorientierung* und (5) die *kognitive Rehabilitation* dazu.

Die Realitätsorientierung und das entsprechende Training (ROT) sind Ansätze, um – wie der Name schon sagt – den Bezug zur Realität aufrechtzuerhalten oder zu verbessern. In jeder kommunikativen Interaktion sollen visuelle oder verbale Hinweise auf die aktuelle Zeit, den Ort und andere relevante Informationen zur Umgebungssituation und persönlichen Identität der erkrankten Person vermittelt werden. Man kann sich allerdings vorstellen, dass das ständige Hervorheben von Orientierungsschwierigkeiten bei Menschen mit Demenz vermehrt zu Frustration und Verwirrung führen kann, weswegen dieses Verfahren heute eher umstritten ist. Anstatt auf bereits beeinträchtigte sollte der Blick auf die noch erhaltenen Funktionsbereiche gelenkt werden, da es vorrangig um die Wahrung der Würde und des Selbstwertgefühls Betroffener geht (Hautzinger 2022).

Auch wenn es sich bei der *Validation* nicht um ein kognitives Verfahren bzw. eine Therapieform im eigentlichen Sinne handelt, soll sie an dieser Stelle trotzdem kurz erwähnt werden. Gerade vor dem Hintergrund, dass ihr ein zum ROT konträres Konzept zugrunde liegt. Die Technik der Validation wurde von der Gerontologin Naomi Feil entwickelt und basiert auf der Idee, dass Gefühle und Emotionen von Menschen mit Demenz oft wichtiger sind als Fakten (Feil und de Klerk-Rubin 2020). Statt daher die Realität zu korrigieren oder zu leugnen, wie sie von der erkrankten Person wahrgenommen wird, holt die Validationshaltung sie dort ab, wo sich die Menschen »geistig« in dem Moment befinden, und konzentriert sich darauf, die emotionalen Bedürfnisse der jeweiligen Person anzuerkennen und zu bestätigen, d.h. zu validieren (vgl. z.B. de Klerk-Rubin 2022).

Bei der kognitiven Rehabilitation werden beeinträchtigte komplexe geistige Fähigkeiten trainiert, »die für die Alltagsgestaltung und Partizipation wichtig sind« (DGN und DGPPN 2023, S. 149). In der Leitlinie eindeutig empfohlen werden aufgrund wissenschaftlicher Belege lediglich das kognitive Training sowie die kognitive Stimulation (jeweils Empfehlungsgrad B: schwache Empfehlung) und zwar nur für Personen mit leichter kognitiver Störung (MCI) und beginnender bis mittelgradiger Demenz. Beide Verfahren können von Ergotherapeuten, Psychologen, Sozialpädagogen oder speziell geschulten Pflegekräften durchgeführt werden.

Zum kognitiven Training gehören Aufgaben und Übungen mit steigendem Schwierigkeitsgrad, die allein oder in Kleingruppen bearbeitet werden können (z. B. Kreuzworträtsel, Sudoku, Denksportübungen oder Logikrätsel): Trainiert werden unterschiedliche Domänen wie Gedächtnis, Konzentration und Aufmerksamkeit. Wichtig ist es, in diesem Zusammenhang zu betonen, dass immer das individuelle Leistungsniveau des jeweiligen Menschen mit Demenz berücksichtigt werden muss, damit es nicht zu Überforderung und Frustrationserlebnissen kommt. Mittlerweile gibt es ebenso zahlreiche digitale Angebote für kognitives Training (Tesky und Pantel 2019), deren Effekte bisher jedoch unzureichend wissenschaftlich untersucht sind (vgl. Schall et al. 2022), weswegen es hierfür noch keine Empfehlung in der S3-Leitlinie gibt: »Menschen mit Demenz haben keinen sicheren Nutzen von der Anwendung selbst durchgeführter computerbasierter kognitiver Trainingsprogramme. Ein relevantes Schadensrisiko besteht nicht. Falls die Intervention von der betreffenden Person als unangenehm erlebt wird, kann sie abgebrochen werden.« (DGN und DGPPN 2023, S. 157 f.)

Der größte Nachteil des kognitiven Trainings besteht darin, dass nur spezielle Fähigkeiten trainiert werden, d. h. wer ständig Sudoku spielt, wird seine Leistung in Sudoku steigern, und wer Sprichwörter vervollständigt, wird letztlich nur Sprichwörter flüssiger aufsagen. Wird das Training eingestellt, gehen diese Übungseffekte meist wieder verloren. Für Menschen mit Demenz besser geeignet bzw. ressourcenorientierter sind kognitiv stimulierende Freizeitaktivitäten, bei denen man an persönliche Vorlieben und frühere Hobbys anknüpfen kann. Neben eher Naheliegendem wie Lesen oder Gesellschaftsspielen gehören kreative Beschäftigungen wie Musizieren, Malen oder Museumsbesuche genauso dazu wie produktive Tätigkeiten, z. B. Gartenarbeit, Kochen, Backen und Handarbeiten. All diese Aktivitäten lassen sich einerseits im Sinne der Prävention kognitiver Einbußen bei gesunden Älteren nutzen, andererseits können sie sich auch bei deutlich ausgeprägten demenziellen Symptomen positiv auf den Krankheitsverlauf auswirken (Schall et al. 2022). Bei depressiven Verstimmungen im Kontext der Demenz können kognitive Stimulationsangebote gleichfalls leitliniengemäß zum Einsatz kommen (Empfehlungsgrad B).

Körperliche Aktivität

Die positive Wirkung körperlicher Betätigung auf die Kognition wurde bereits in zahlreichen Studien nachgewiesen. Insbesondere jedoch im höheren Alter und bei bestehenden Vorerkrankungen sollten sportliche Aktivitäten unter Anleitung von Bewegungs- bzw. Sporttherapeuten stattfinden. Eine vorherige ärztliche Konsultation ist ebenfalls angeraten. Für Menschen mit leichten kognitiven Störungen, aber auch mit diagnostizierter Demenz kann laut S3-Leitlinie (DGN und DGPPN 2023) körperliches Training – und hier primär Ausdauersport und/oder Krafttraining – zur Steigerung der kognitiven Leistung und anderer Bereiche wie physische Fitness nützlich sein (Empfehlungsgrad B: schwache Empfehlung). Für förderliche Effekte körperlicher Übungen auf die Alltagsfunktionalität bzw. Aktivitäten des täglichen Lebens gibt es sogar noch stärkere wissenschaftliche *(empirische)* Evidenz, weswegen der Empfehlungsgrad A (starke Empfehlung) ausgesprochen wird. Dabei ist natürlich nicht von Leistungssport die Rede, sondern von körperlicher Bewegung in »einer moderaten Intensität beispielsweise in Form von Walking, leichtem Krafttraining, Schwimmen, Laufen, Tanzen oder Yoga« (Tesky et al. 2022, S. 236), stets orientiert am Funktionsniveau und an den individuellen Belastungsgrenzen. Außerdem wird eine Kombination aus körperlicher Aktivität und kognitivem Training bzw. kognitiver Stimulation empfohlen. In Studien finden sich besonders für die Frühphase der Demenz Hinweise auf positive Effekte bezüglich Konzentration und Erhalt der Alltagskompetenz (z. B. Morgenstern et al. 2017). Zusätzlich können z. B. Ernährungsinterventionen oder Entspannungsverfahren hinzugezogen werden. Solche Kombinationsansätze bezeichnet man fachsprachlich als *multimodale Therapie* (vgl. DGN und DGPPN 2023; Schall et al. 2022). Werden sportliche Betätigungen außerdem mit anderen Personen ausgeübt, bieten sich zusätzliche Gelegenheiten für zwischenmenschliche Kontakte und soziale Teilhabe. Gerade zur Behandlung von demenzbegleitenden Depressionssymptomen findet sich eine starke Empfehlung (Empfehlungsgrad A) für die Bewegungstherapie in Form eines Gruppenangebots: »Bewegung und soziale Kontakte haben eventuell einen Nutzen, der über die Verbesserung der Depressionssymptome hinausgeht.« (DGN und DGPPN 2023, S. 193)

Weitere psychosoziale Therapiemaßnahmen

Da psychische und Verhaltenssymptome bei Demenz oftmals kommunikations- oder umfeldbedingte Ursachen haben, wird in der S3-Leitlinie betont, dass »bereits in der [therapeutischen] Beratung auf Kommunikationsstrategien und Milieugestaltung eingegangen werden« sollte und erst, wenn die »Anpassung der Kommunikation oder der Umgebung oder z. B. auch bestimmter Abläufe« ausreichend sei, psychopharmakologische Behandlungen erwogen werden können (DGN und DGPPN 2023, S. 193). Im ähnlichen Kontext stehen psychotherapeutische Angebote und die eindeutige Empfehlung für eine *kognitive Verhaltenstherapie* (Empfehlungsgrad A: starke Empfehlung) bei Depression, allerdings nur für Menschen mit beginnender bzw. leichter Demenz, da Psychotherapie stets einen gewissen Grad an kognitiver Reflexionsfähigkeit und Verbalkommunikation voraussetzt (Forstmeier und Roth 2018). Bei demenzassoziierter Angstsymptomatik konnten hingegen keine signifikanten Effekte von Psychotherapie festgestellt werden.

Einen schwachen Empfehlungsgrad (B) gibt es für *Ergotherapie* zur Behandlung von depressiven Symptomen bei Demenz. Unter Ergotherapie versteht man einen ganzheitlichen Ansatz, der – persönliche Bedürfnisse und Fähigkeiten berücksichtigend – darauf abzielt, die Person dabei zu unterstützen, ihre Selbstständigkeit im täglichen Leben zu bewahren oder zu fördern. Das therapeutische Hauptziel besteht darin, den Betroffenen, z. B. durch das Training von Alltagskompetenzen und entsprechende Anpassungen von Umgebung und Aktivitäten, möglichst viel Lebensqualität zu erhalten (Haberstroh 2021).

Des Weiteren können bei Schluckstörungen *(Dysphagie)*, die häufig im fortgeschrittenen Demenzstadium auftreten, und zur Förderung der Sprach- und Kommunikationsfähigkeit logopädische Übungen eingesetzt werden (vgl. DGN und DGPPN 2023). Bei agitiertem Verhalten oder Aggression werden Massagen und *Berührungstherapie* empfohlen (Empfehlungsgrad A: starke Empfehlung). Eine positive Wirkung von *Aromatherapie* auf Symptome der Agitation bei Demenz konnte hingegen wissenschaftlich noch nicht nachgewiesen werden. Ähnliches gilt auch für die *tiergestützte Therapie* und *Lichttherapie.* Jedoch scheint Letztere bei Schlafstörungen gewisse positive Effekte zu haben, u. a. wird von einer Reduktion der Häufigkeit des nächtlichen Aufwachens und einer Optimierung der Schlafqualität berichtet.

Für die Wirksamkeit nicht medikamentöser Therapieansätze auf andere häufig auftretende psychische Begleitsymptome der Demenz wie Angst, Apathie, Enthemmung, Halluzinationen, Vokalisierungen (Rufen) und Abwehrverhalten gibt es laut Leitlinie bislang keine hinreichende empirische Evidenz (vgl. DGN und DGPPN 2023). Daher finden sich für diese Symptombereiche ebenfalls keine Therapieempfehlungen hinsichtlich psychosozialer Behandlungsoptionen.

Kreativtherapeutische Interventionen

Als *Kreativtherapien* definiert man eine Reihe ganzheitlicher Interventionsmaßnahmen, die als gemeinsamen Nenner den Einsatz unterschiedlicher kreativer Ausdrucksformen haben. Dazu zählen Musik und Kunst ebenso wie Tanz, Theater oder Literatur mit allen dazugehörigen künstlerischen Medien und Aktivitäten: »Kreative Therapieverfahren stellen eine Form der Ressourcenförderung dar, indem sie innere Räume erschließen. Sie eröffnen neue Erkenntnis- und Darstellungsmöglichkeiten und helfen, emotionale Geschehnisse ans Licht zu bringen, bewusst zu machen – sie damit zu erkennen, zu benennen und schließlich zu regulieren.« (Resch 2020, S. 13 f.). Ob nun Musik-, Tanz- oder Kunsttherapie, alle kreativtherapeutischen Angebote zielen darauf ab, künstlerisch-kreative Potenziale zu nutzen, um Stimmung, emotionales Wohlbefinden, Kommunikationsverhalten, soziale Teilhabe und Lebensqualität zu fördern. Als ressourcenorientierte Interventionen bieten sie u. a. nonverbale Kommunikationsalternativen, was äußerst wichtig ist, wenn der sprachliche Ausdruck durch die Demenz beeinträchtigt ist. Neben der Ressourcenaktivierung ist *biografiebasierte Arbeit* ein weiterer zentraler Wirkfaktor dieser Maßnahmen. Wie für alle anderen psychosozialen Interventionen gilt aber auch hier, dass die Aktivitäten den individuellen Fähigkeiten und Präferenzen der Betroffenen entsprechen und in einem unterstützenden Umfeld durchgeführt werden sollten.

Musiktherapie und *Kunsttherapie* bzw. *musik- und kunstbasierte Interventionen* bei Demenz sowie deren wissenschaftlich untersuchte und belegte Effekte werden in ► Kap. 5 und ► Kap. 6 nochmals gesondert und eingehend besprochen. An dieser Stelle sollen zunächst nur die wenigen Empfehlungen zu kreativtherapeutischen Ansätzen in der aktuellen Demenzleitlinie näher beleuchtet werden.

Bei depressiver Symptomatik im Zusammenhang mit Demenz (oder leichten kognitiven Einschränkungen) wird der Einsatz von Musik- und Tanztherapie vorgeschlagen. Aufgrund immer noch unzureichender wissenschaftlicher Belege gibt es dafür jedoch nur eine schwache Empfehlung (Empfehlungsgrad B): »Musiktherapie oder Tanztherapie haben eventuell einen Nutzen, der über die Verbesserung der Depressionssymptome hinausgeht. Ein relevantes Schadensrisiko besteht nicht.« (DGN und DGPPN 2023, S. 198). Ferner kann bei Agitiertheit neben personalisierter Aktivierung Musiktherapie empfohlen werden (Empfehlungsgrad A: starke Empfehlung; ► Abb. 4), insbesondere in Kombination mit Berührungstherapie. Die Durchführung durch therapeutisch geschultes Personal wird in allen Fällen angeraten.

Der Bereich kreativtherapeutischer Interventionen bei demenziellen Erkrankungen hat sich im Wesentlichen in den letzten zwei bis drei Dekaden entwickelt und ist somit relativ jung, wobei der Musiktherapie eine Art Vorreiterrolle zukommt. Über alle kreativen Therapieformen hinweg – aber natürlich in unterschiedlicher Zahl – finden sich qualitative Praxisberichte, Fallstudien und Untersuchungen mit überwiegend sehr kleinen Teilnehmerstichproben, jedoch nur wenige größer angelegte, kontrollierte Studien (► Kap. 5.2 und ► Kap. 6.2). Teils wurden solche Studien erst in jüngster Zeit durchgeführt, teils stehen sie noch gänzlich aus. In erster Linie ist diese Tatsache darauf zurückzuführen, dass über einen längeren

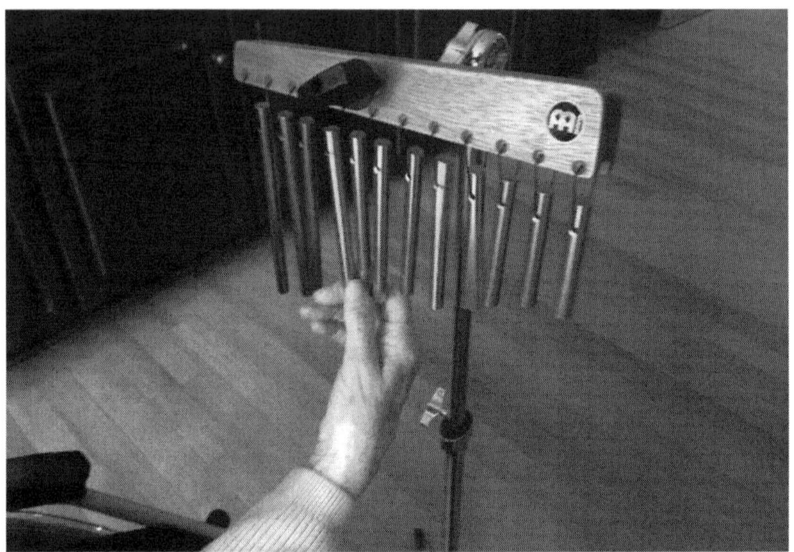

Abb. 4: Klangerprobung mit Röhrenglocken bei häuslicher Musiktherapie (Foto: Inga Auch-Johannes)

Zeitraum der Schwerpunkt auf pharmakologischer Demenzforschung lag und erst in den letzten Jahren ein gewisser Paradigmenwechsel stattgefunden hat, dessen Ursachen in einigen Fehlschlägen und einer lange andauernden Stagnation bei der Entwicklung neuer Demenzmedikamente begründet liegen (vgl. Tesky et al. 2023): Die eher defizitorientierte Sichtweise auf demenzbetroffene Menschen mit der Fokussierung auf eine lediglich symptomatische Medikation ist stärker ressourcenorientierten und ganzheitlicheren Behandlungskonzepten gewichen.

Während es für die Effekte der Musiktherapie bei Demenz mittlerweile eine Reihe von belastbaren Studien gibt (▸ Kap. 5.2) und sich aus diesem Grund zumindest einige Empfehlungen in der S3-Leitlinie finden, fehlt für kunstbasierte und andere kreative Therapieformen gegenwärtig eine vergleichbare Evidenzlage (▸ Kap. 6.2). Folglich werden keinerlei Leitlinien-Empfehlungen hierfür ausgesprochen. Dies ist umso bedauerlicher, da zahlreiche Erfahrungen aus der Therapiepraxis belegen, dass sich beispielsweise eine angeleitete und strukturierte Beschäftigung mit bildender

Kunst auf krankheitsrelevante Zielgrößen bei Depressionen oder Angststörungen positiv auswirken kann. Dies gilt in besonderem Maße für den Bereich der emotionalen Regulation und des Wohlbefindens sowie diverse sozial-kommunikative Verhaltensaspekte (Clift und Camic 2016). Ähnliches lässt sich auch über musikbasierte Angebote jenseits klassischer Musiktherapie sagen, wie z. B. Singen im Chor oder Konzertbesuche, deren Wirkung bei Demenz erst seit Kurzem wissenschaftlich untersucht wird (▶ Kap. 5.2 und ▶ Kap. 5.3).

Literatur

Clift SM, Camic PM (Hrsg.) (2016) Oxford textbook of creative arts, health and wellbeing: International perspectives on practice, policy and research. Oxford, New York: Oxford University Press.

DAlzG (Deutsche Alzheimer Gesellschaft e.V. Selbsthilfe Demenz) (Hrsg.) (2020) Informationsblatt 5: Die medikamentöse Behandlung von Demenzerkrankungen (https://www.deutsche-alzheimer.de/fileadmin/Alz/pdf/factsheets/infoblatt5_medikamentoese_behandlung_dalzg.pdf, Zugriff am 07.10.2024).

de Klerk-Rubin V (2022) Demenz in der Familie: Validation für Angehörige. 5. aktual. Aufl. München: Ernst Reinhardt Verlag.

DGN (Deutsche Gesellschaft für Neurologie e.V.), DGPPN (Deutsche Gesellschaft für Psychiatrie und Psychotherapie, Psychosomatik und Nervenheilkunde e.V.) (Hrsg.) (2023) S3-Leitlinie Demenzen. Langversion – Stand: 28.11.2023, Version: 4.0. (https://register.awmf.org/de/leitlinien/detail/038-013, Zugriff am 07.10.2024).

Feil N, de Klerk-Rubin V (2020) Validation in Anwendung und Beispielen: Der Umgang mit verwirrten alten Menschen, 8. aktual. Aufl. München: Ernst Reinhardt Verlag.

Forstmeier S, Roth T (2018) Kognitive Verhaltenstherapie für Patienten mit leichter Alzheimer-Demenz und ihre Angehörigen. Berlin: Springer.

Haberstroh J (2021) Psychosoziale und nichtpharmakologische Interventionen. In: Pantel J, Bollheimer JC, Kruse A et al. (Hrsg.) Praxishandbuch der Altersmedizin: Geriatrie – Gerontopsychiatrie – Gerontologie. 2. erw. u. überarb. Aufl. Stuttgart: Kohlhammer, S. 746–751.

Hautzinger M (2022) Realitätsorientierungstraining. In: Linden M, Hautzinger M (Hrsg.) Verhaltenstherapiemanual – Erwachsene. 9. Aufl. Berlin, Heidelberg: Springer, S. 395–398.

Morgenstern U, Ketelhut K, Rösler D (2017) Konzentrationssteigerung zum Erhalt der Alltagskompetenz bei Demenz. Z Gerontol Geriatr 50(1): 28–34.

Pantel J, Schall A (2019) Nicht-medikamentöse Therapieansätze bei der Demenz – Möglichkeiten und Grenzen. In: Frankfurter Forum für gesellschafts- und gesundheitspolitische Grundsatzfragen e.V. (Hrsg.) Demenz – neue Ansätze in Forschung, Diagnose und Therapie. Frankfurter Forum: Diskurse 19: 30–39.

Resch F (2020) Die psychische Struktur des Menschen und die Rolle der Musik. In: Schmidt HU, Stegemann T, Spitzer C (Hrsg.) Musiktherapie bei psychischen und psychosomatischen Störungen. München: Elsevier. S. 9–16.

Schall A, Tesky VA, Pantel J (2022) Nicht pharmakologische Interventionen bei Demenz. Eine Übersicht unter besonderer Berücksichtigung digitaler Angebote. Dtsch Med Wochenschr 147(04): 165–171.

Tesky VA, Pantel J (2019) Gedächtnistraining oder Kognitive Stimulation – Was kann als Prävention empfohlen werden? In: Walach H, Loef M (Hrsg.) Demenz – Prävention und Therapie. Essen: KVC Verlag. S. 175–188.

Tesky VA, Schall A, Pantel J (2023) Nichtmedikamentöse Interventionen für Menschen mit Demenz. Ein Update. Ther Umsch 80(5): 234–241.

3 Die Rolle der Angehörigen

3.1 Größter Pflegedienst der Nation

Demenz betrifft nicht nur die erkrankte Person selbst, sondern deren ganze Familie, oft sogar den Freundes- und Bekanntenkreis. Vor allem nahestehende Verwandte sind durch die Diagnose mit tiefgreifenden Veränderungen konfrontiert, denn früher oder später werden sie zu betreuenden, versorgenden oder gar pflegenden Angehörigen und müssen dabei, wie Haberstroh und Pantel (2011) betonen, einen grundlegenden Widerspruch aushalten: »Auf der einen Seite steht die enge Bindung zu einem wichtigen Menschen, der nun Versorgung und Pflege braucht. Auf der anderen Seite muss der versorgende Angehörige täglich Abschied nehmen von dem Menschen, der der Erkrankte früher war – vor Ausbruch der Demenz.« (Haberstroh und Pantel 2011, S. 86)

Derzeit werden von den ca. 1,8 Millionen Menschen mit Demenz in Deutschland etwa zwei Drittel in privaten Haushalten von (Ehe-)Partnern, Kindern, Freunden und Nachbarn betreut und versorgt (Stiftung Gesundheitswissen 2020). Nicht selten spricht man – und dies durchaus nicht unkritisch – von pflegenden Angehörigen oder der Familie als dem größten ambulanten Pflegedienst, ohne den das ganze soziale System zusammenbrechen würde (Wetzstein 2015). Indes wird die Hauptlast von Frauen getragen: Fast zwei Drittel der häuslich Pflegenden sind Ehefrauen, Lebenspartnerinnen, Töchter und Schwiegertöchter (nach Kuhlmey und Budnick 2023). Somit gibt es neben der hohen Zahl Erkrankter eine fast ebenso hohe Zahl Angehöriger, die ebenfalls unmittelbar betroffen sind, weswegen die Demenz manchmal als eine »Angehörigen-Erkrankung« bezeichnet wird (vgl. Turczynski 2017). Gerade innerhalb einer Ehe- oder

Lebensgemeinschaft gibt es meist eine große Scheu davor, den Partner in eine Pflegeeinrichtung zu geben. Auf Nachfrage hin, warum das nicht in Betracht komme, erhält man des Öfteren als Antwort, dass man eben in guten wie in schweren Tagen füreinander da sei. Vor dem Hintergrund aber, dass es im Verlauf der Demenz stetig zum weiteren Verlust von Kompetenzen und Selbstständigkeit bei den Erkrankten kommt, sind Angehörige mit einer enormen Verantwortung und wachsenden Aufgabenflut konfrontiert. Darüber hinaus muss man sich damit arrangieren, dass sich so manches, was für die nachberufliche Phase geplant war, nicht mehr verwirklichen lässt. Anstelle gemeinsamer Urlaubsreisen und spannender neuer Erlebnisse müssen Maßnahmen ergriffen werden, um den Versorgungsalltag zu bewältigen und für alle Seiten optimaler zu gestalten. Statt also z. B. mit dem Auto nach Italien oder Frankreich zu fahren, sind Vorkehrungen zu treffen, damit sich der Mensch mit Demenz nicht ans Steuer seines Wagens setzt und womöglich in einen Unfall verwickelt wird, weil er mit der Situation im Straßenverkehr überfordert ist. Auch Flugreisen können zu einem unüberwindbaren Hindernis werden, weil der Demenzbetroffene nicht mehr versteht, dass man sich während des Start- und Landevorgangs hinsetzen und anschnallen muss und eben nicht ungehindert herumlaufen kann.

Tipp: Zugreisen können eine gute Alternative zu Flugreisen sein, da man hier nahezu immer aufstehen und herumgehen kann, ohne andere zu gefährden.

Familiär Betreuende müssen im Zuge der Demenzerkrankung ihrer Verwandten vielfältige Herausforderungen überwinden und wiederholt anspruchsvolle Anpassungsleistungen vollbringen (Haberstroh et al. 2016). Zunächst gilt es, die ersten Symptome einer Demenz als solche zu erkennen, um im zweiten Schritt die betreffende Person zwecks eingehender Untersuchung zu einem Arztbesuch zu bewegen. Letzteres birgt viel Konfliktpotenzial, denn insbesondere in der Anfangsphase der Demenz versuchen die Erkrankten möglichst lange, die Normalitätsfassade aufrechtzuerhalten (► Kap. 1.3): Öfters werden dann – aus Angst vor der Diagnose – die immer offensichtlicher werdenden Defizite verdrängt oder bagatellisiert (DAlzG 2017c). Selbstverständlich haben alle Menschen auch ein Recht auf »Nichtwissen« und niemand muss sich einer diagnostischen Untersuchung unterziehen. Doch gerade im Falle einer im Raum stehenden potenziellen Demenzdiagnose empfiehlt es sich, die Beschwerden frühzeitig ärztlich abklären zu lassen, da die fraglichen Symptome manchmal andere, teils gut behandelbare Ursachen haben könnten (z. B. eine Stoffwechselerkrankung oder Depression, ▶ Kap. 1.1).

Ist die Diagnose erst einmal gestellt, muss sie mit ihren Konsequenzen von allen in der Familie verstanden und verarbeitet werden. Meist bestehen große Unsicherheiten darüber, was auf einen selbst und das gesamte familiäre Umfeld überhaupt zukommt. Denn alle müssen lernen, mit den Demenzsymptomen und deren Folgen für das gemeinsame Leben zurechtzukommen: Beispielsweise mit emotionsgeladenen Vorwürfen oder Unterstellungen, etwas entwendet zu haben, weil der Angehörige mit Demenz mal wieder seine persönlichen Dinge, sei es die Brille oder ein Kleidungsstück, nicht findet. Oder die Tatsache zu akzeptieren, dass man mit jemand anderem verwechselt und der eigene Name vergessen wird. Oder dass man später vielleicht gar nicht mehr erkannt wird (siehe dazu Riechert 2022).

3.2 Vielfache Belastungen

Wie bereits angesprochen ist jede Demenz in ihrem Verlauf einzigartig. Typische Symptome wie Gedächtnisverlust, Sprachstörungen oder Orientierungsprobleme können in unterschiedlichen Ausprägungen auftreten und mit Veränderungen der Persönlichkeit und emotionaler Kontrolle einhergehen. Der daraus resultierende Beeinträchtigungsgrad ist sehr individuell und es gibt kein festes Schema, wann welche Symptome im Krankheitsverlauf hinzukommen und wie sie sich genau entwickeln (DGN und DGPPN 2023). In vielen Fällen werden die Angehörigen jedoch relativ überraschend mit dem fortschreitenden Abbau der kognitiven und körperlichen Leistungsfähigkeit der Betroffenen konfrontiert. Und oftmals sind schnelle Entscheidungen und Maßnahmen hinsichtlich einer adäquaten Betreuung und Pflege erforderlich. Wenn die eigenen Eltern aufgrund einer Demenz pflegebedürftig werden, kehrt sich das gesamte Rollenverhältnis um: Kinder müssen die Versorgung der Eltern übernehmen (Haberstroh et al. 2016). Ähnlich verhält es sich, wenn der Ehe- oder Lebenspartner dement wird und man sich aus einer Beziehung auf Augenhöhe mit einem Mal in der Position einer pflegenden Person wiederfindet. Diese Veränderungen in der Familiendynamik zu akzeptieren und den Umgang damit zu lernen, kann ein langer Weg sein, der gerade von den Angehörigen personelle Veränderungen und viel Flexibilität abverlangt (Pigorsch 2022).

Nur verständlich ist es, dass die plötzliche Verantwortung für die Betreuung eines an Demenz erkrankten Menschen mit allen damit verbundenen Konsequenzen für das familiäre Zusammenleben als belastend empfunden wird (Gatterer und Croy 2020). Neben emotionalen und körperlichen Herausforderungen können finanzielle Probleme, fehlende soziale Unterstützung oder unzureichende Erholungsalternativen hinzukommen. Besonders die Zeit unmittelbar nach der Diagnose, doch auch spätere Phasen sind von vielen Unsicherheiten und Gefühlen der Hilflosigkeit geprägt. Man erkennt die Person, mit der man Jahre und Jahrzehnte verbracht hat, nicht wieder. Das, was den geliebten Menschen ausgemacht hat, seine Persönlichkeit, löst sich nach und nach auf. Es ist ein Abschiednehmen auf Raten, ein sich über viele Monate, wenn nicht Jahre hinziehender emotionaler Verlustprozess: »Es kann sogar passieren, dass die Angehörigen sich den Tod des demenzkranken Partners wünschen, um den psychologischen Verlust auch real betrauern zu können. Gleichzeitig sind für sie damit starke Schuldgefühle verbunden.« (Haberstroh et al. 2016, S. 13). All dies bleibt für die familiär Pflegenden meistens nicht ohne gesundheitliche Folgen: Bis zu 50 % der Angehörigen leiden unter Schlafstörungen, körperlichen Beschwerden und depressiven Verstimmungen. Sie gehen häufiger zum Arzt und nehmen mehr Medikamente ein als die vergleichbare Durchschnittsbevölkerung (Gatterer und Croy 2020).

Studien zeigen jedoch, dass man die Pflegebelastung durchaus differenziert betrachten muss, da diese von vielerlei Faktoren abhängt, allem voran vom Schweregrad kognitiver Einbußen und problematischer Verhaltensweisen bei den Betreuten, und überdies interpersonell unterschiedlich stark wahrgenommen wird. Am gravierendsten scheinen sich die Verluste sozialer Kontakte sowie subjektiv wahrgenommene Bedürfniskonflikte auszuwirken (Thyrian et al. 2017).

3.3 Unterstützungsangebote für Pflegende

Oft genug stürzen sich nahestehende Familienmitglieder regelrecht kopfüber in ihre neue Betreuerrolle: Sie informieren sich umfassend, besuchen Selbsthilfegruppen und werden immer mehr zu Experten für »ihre« Menschen mit Demenz. Voller Pflichtbewusstsein verstehen sie sich als Fels in der Brandung und stimmen den gesamten Alltag auf die Erkrankung ab; nichts wird dem Zufall überlassen, alles wird organisiert und bedacht. Doch gerade diese wachsende Asymmetrie in der Beziehung ist für Menschen mit Demenz nicht leicht zu ertragen. Da ihnen alles abgenommen wird, werden die demenzbedingten Defizite viel bewusster wahrgenommen (Riechert 2022). Und dadurch, dass sich viele Angehörige im Versorgungsalltag unentbehrlich machen, geraten sie in Gefahr, sich komplett zu übernehmen. Sie haben das Gefühl, sich um alles kümmern zu müssen, lassen keine Freiräume für sich und vergessen dabei, dass auch sie Menschen mit Wünschen und Bedürfnissen sind. Denn sich Hilfe zu holen, ob von Verwandten, Freunden oder Nachbarn, ist weder ein Eingeständnis von Schwäche noch ein Zeichen von Versagen, sondern ein überaus sinnvoller Schritt zur eigenen Entlastung. Und diese ist essenziell, um sich optimal um die erkrankte Person kümmern zu können. Soziale Angebote wie Tagespflege oder Betreuungsgruppen können ausgesprochen hilfreich sein, um wieder Freiräume für sich zu gewinnen.

Die Kenntnis der mannigfaltigen Belastungen pflegender Angehöriger hat dazu geführt, dass sie als »die versteckten Opfer der Demenz« (vgl. Haberstroh et al. 2016, S. 18) zunehmend in den Fokus von psychosozialen Unterstützungsangeboten gerückt sind. Ihre aktive Einbeziehung in Interventionen für demenziell erkrankte Menschen wird immer häufiger zu einem zentralen Baustein dieser Maßnahmen (Schall et al. 2018). Auch die neue Demenzleitlinie empfiehlt explizit spezielle Angehörigentrainings zum Umgang mit psychischen und Verhaltenssymptomen bei Demenz, da diese Trainings die Beanspruchung der Angehörigen nachweislich reduzieren können (DGN und DGPPN 2023). Zur Stärkung eigener emotionaler Ressourcen sind darüber hinaus psychoedukative Angebote und Selbsthilfegruppen geeignet (Schall et al. 2022). Letztere können sehr nützlich sein, da man hier auf Menschen trifft, die ein ähnliches Schicksal teilen, und man einerseits von Erfahrungen anderer profitieren, andererseits lernen kann, die ganze Situation besser zu reflektieren und eigene Gefühle bewusst wahrzunehmen und zuzulassen, was durchaus als entlastend empfunden werden kann, wie diese exemplarischen Erfahrungsberichte aus einer musikbasierten Angehörigengruppe zeigen (Auch-Johannes 2020, S. 292 und S. 288):

> »Auch der Gesprächsteil an diesen Abenden war mir immer wichtig: In erster Linie, um die anderen Menschen kennenzulernen, zu erfahren, was sie bewegt und wie sie mit der Situation umgehen. Aber auch, um zu erfahren, wie es mir selbst geht. Denn ich rede schon offen über vieles, aber entscheide und mache das meiste allein, und manchmal gibt es auch Phasen, wo ich dann nicht mehr reden will. Aber in einem Umfeld mit Menschen, die alle in etwa dasselbe Thema haben, ist es natürlich wesentlich ergiebiger, darüber zu reden, und das hat mir dann schon gutgetan, von mir aus zu sagen, was mich bewegt.«

> »Bei mir hat sich einiges in meiner Sichtweise verändert: Früher habe ich gekämpft und ihm [dem Ehemann] gesagt, dass es das nicht geben kann und nicht darf, und er soll sich nicht so anstellen und zusammenreißen. In der Angehörigengruppe habe ich durch die anderen Teilnehmer erfahren: Man muss es einfach laufen lassen, das Beste aus der Situation machen und genießen, was noch geht. Denn einen Tag später kann es schon wieder ganz anders aussehen. Diese Erfahrung habe ich dort gemacht, und das hat mir geholfen.«

Nachfolgend sind (angelehnt an Haberstroh et al. 2016) einige grundsätzliche Ratschläge für betreuende und pflegende Personen aufgelistet, mit denen die schwierige und verantwortungsvolle Aufgabe der Versorgung eines Menschen mit Demenz vielleicht ein wenig entspannter für beide Seiten gelingen könnte.

Empfehlungen zum besseren Umgang mit demenzbetroffenen Personen

Sich Wissen über das Krankheitsbild der Demenz aneignen
Möglichst viel über Demenz zu wissen, kann helfen, gut auf künftige Herausforderungen vorbereitet zu sein und sich darauf einzustellen. Verwenden Sie für Ihre Recherche nur ausgewiesene Fachbücher und seriöse Internetseiten (z. B. Deutsche Alzheimer Gesellschaft: https://www.deutsche-alzheimer.de/). Einige nützliche Internetadressen finden Sie am Ende dieses Ratgebers.

Menschen mit Demenz nicht alles abnehmen
Für das Selbstwertgefühl der Erkrankten ist es enorm wichtig, eigene Kompetenzen zu spüren und sich gebraucht zu fühlen. Selbst wenn demenzbetroffene Menschen nicht mehr alles zu 100 % richtigmachen, sollte ihnen so viel Autonomie wie möglich zugebilligt werden. Je nach Demenzschweregrad könnten es – ggf. unter Anleitung oder mit Assistenz – Körperpflege und Ankleiden, Telefonanrufe, Unterstützung im Haushalt oder kleinere Besorgungen, wie z. B. Brötchen holen, sein.

Fördern, aber nicht überfordern
Behutsame Anregung bestehender Kompetenzen ist ein wesentlicher Aspekt einer ganzheitlichen Versorgung von Menschen mit Demenz. Hierbei lässt sich – natürlich in Anhängigkeit vom Krankheitsstadium – meist erfolgreich auf frühere Interessen und Hobbys zurückgreifen: Blättern Sie beispielsweise zusammen im Briefmarkenalbum und lassen sich die Besonderheiten der Sammlung erklären, schauen Sie sich alte Reisefotos an oder bitten Sie Ihren Angehörigen, etwas zu singen oder auf dem Klavier vorzuspielen, wenn dies frühere Lieblingsbeschäftigungen waren. Beobachten Sie dabei aufmerksam das Verhalten der erkrankten Person bezüglich Stimmungsäußerungen und Wohlbefinden.

Gemeinsame Augenblicke bewusst genießen
Wer sich an die Vergangenheit nicht erinnern und sich keine Vorstellung von der Zukunft machen kann, für den gibt es nur das Hier und Jetzt. Versuchen Sie, den Moment bewusst wahrzunehmen und gemeinsam zu erleben: Wie schmeckt der Kuchen im Lieblingscafé? Wie fühlen sich die Sonnenstrahlen auf der Haut beim Spaziergang im Park an? Tauschen Sie sich über Ihre Empfindungen und Gedanken aus. Sogar wenn Sie einmal traurig oder verärgert sind, können Sie diese Emotionen mit Ihrem Angehörigen teilen. Trotz der Erkrankung haben Menschen mit Demenz sehr feine Antennen für emotionale Zustände und vermutlich hat die betreffende Person bereits wahrgenommen, dass es Ihnen gerade nicht gut geht. Wenn man seine eigenen Gefühle kommuniziert, fühlen sich Menschen mit Demenz ebenfalls wertgeschätzt und in ihrer eigenen Wahrnehmung bestärkt.

Nicht versuchen, alles allein zu schaffen
Es ist nicht nur in Ordnung, sondern mitunter absolut essenziell, sich einzugestehen, dass man Hilfe benötigt, und entsprechende Unterstützung zu holen. Lernen Sie, Hilfe anzunehmen, und scheuen Sie sich nicht, danach zu fragen, weil Sie vielleicht denken, dass andere Betroffene dies nicht tun. Oftmals spricht man nur nicht so gern darüber, weil die Überzeugung vorherrscht, alles eigenständig schaffen zu müssen. Suchen Sie gezielt nach Entlastungsangeboten und wenden Sie sich an Selbsthilfegruppen. Das Gefühl zu haben, mit den eigenen Sorgen und Nöten nicht allein zu sein, kann sehr wohltuend sein. Und häufig bekommt man dort sehr hilfreiche Informationen und Tipps.

Sich Fehler zugestehen
Zu einer derart anspruchsvollen Aufgabe wie der Betreuung eines Menschen mit Demenz gehören auch Fehler und Rückschläge. Sie handeln jederzeit zum Wohle der erkrankten Person und tun Ihr Bestes! Und wenn Sie keine ausgebildete Fachkraft sind, sind Unsicherheiten und Versäumnisse ganz normal. Versorgende Angehörige lernen jeden Tag dazu, und für gewöhnlich passiert ein Fehler kein zweites Mal. Seien Sie also nicht zu streng mit sich.

Negative Gefühle zulassen
Ängste, Sorgen, Ärger oder Wut sind in bestimmten Situationen völlig

angemessene menschliche Emotionsreaktionen, für die sich niemand schämen muss. Demenzbedingte Veränderungen und daraus resultierende Verhaltensweisen Erkrankter können sehr belastend sein und negative Gefühle auslösen. Lassen Sie diese Gefühle zu und versuchen Sie, mit Vertrauenspersonen darüber zu reden. Gerade Angehörigengruppen bieten Gelegenheit, in den Austausch mit anderen Betroffenen zu kommen. Und bei sich aufschaukelnden Konflikten hilft es manchmal, einfach kurz den Raum zu verlassen, frische Luft zu schnappen, tief durchzuatmen oder ein Glas Wasser zu trinken.

Nicht in soziale Isolation geraten

Versuchen Sie weiterhin nach Kräften, familiäre und freundschaftliche Kontakte zu pflegen. Jeder Mensch braucht Auszeiten und schöne soziale oder kulturelle Unternehmungen, um die eigenen Energiereserven wieder aufzuladen. Wahrscheinlich müssen Sie gewohnte Alltagsrituale an die Betreuungssituation anpassen. So könnte es z. B. sein, dass es sich einfacher gestaltet, Freunde zum Brunch zu treffen als zum Abendessen, da tagsüber jemand aus dem Bekanntenkreis auf Ihren Menschen mit Demenz aufpassen könnte und Sie selbst für eine Verabredung nicht so erschöpft sind wie abends. Womöglich lassen sich sogar neue Routinen einbauen, wie sportliche Gemeinschaftsaktivitäten. Finden Sie heraus, welche sozialen Kontakte und unter welchen Bedingungen Ihnen besonders guttun.

Sich Zeit für sich selbst nehmen

Stellen Sie Ihre eigenen Bedürfnisse und Interessen nicht immer hinten an, selbst wenn es Ihnen bisweilen »egoistisch« vorkommen mag. Sie bleiben trotz der Betreuungsaufgabe, die Sie übernommen haben, eine eigenständige Person, die ein Recht auf ihre Entfaltung hat. Niemand verlangt, dass Sie sich selbst aufgeben.

Wer pflegt, muss auch sich pflegen

Denken Sie daran: Nur wenn es Ihnen selbst gut geht, können Sie etwas zur Verbesserung der Lebensqualität Ihres Angehörigen mit Demenz beitragen. Mit Energie, einer positiven Grundstimmung und Geduld lassen sich alle Termine, Unternehmungen und der gesamte Versorgungsalltag viel besser meistern. Versuchen Sie, sich Auszeiten zu nehmen, um sich auszuruhen und wieder Kraft zu tanken.

Literatur

Auch-Johannes I (2020) Klangbrücken. Beziehungsentwicklung bei Menschen mit Demenz und ihren pflegenden Angehörigen durch ambulante Musiktherapie. Dissertation. (https://ediss.sub.uni-hamburg.de/handle/ediss/8642, Zugriff am 07.10.2024).

DAlzG (Deutsche Alzheimer Gesellschaft e.V. Selbsthilfe Demenz) (Hrsg.) (2017c). Empfehlungen zum Umgang mit Diagnose und Aufklärung bei Demenz. (https://www.deutsche-alzheimer.de/fileadmin/Alz/pdf/empfehlungen/empfehlungen_diagnose_aufklaerung.pdf, Zugriff am 07.10.2024).

DGN (Deutsche Gesellschaft für Neurologie e.V.), DGPPN (Deutsche Gesellschaft für Psychiatrie und Psychotherapie, Psychosomatik und Nervenheilkunde e.V.) (Hrsg.) (2023) S3-Leitlinie Demenzen. Langversion – Stand: 28.11.2023, Version: 4.0. (https://register.awmf.org/de/leitlinien/detail/038-013, Zugriff am 07.10.2024).

Gatterer G, Croy A (2020) Leben mit Demenz: Praxisbezogener Ratgeber für Pflege und Betreuung. 2. Aufl. Berlin: Springer.

Haberstroh J, Neumeyer K, Pantel J (2016) Kommunikation bei Demenz: Ein Ratgeber für Angehörige und Pflegende. 2. Aufl. Berlin, Heidelberg: Springer.

Haberstroh J, Pantel J (2011) Kommunikation bei Demenz: TANDEM Trainingsmanual. Berlin, Heidelberg.

Kuhlmey A, Budnick A (2023) Pflegende Angehörige in Deutschland: Vereinbarkeit von Pflege und Erwerbstätigkeit. Bundesgesundheitsbl 66, 550–556.

Pigorsch M (2022) Diagnose Demenz: Ein Mutmachbuch für Angehörige. 2. Aufl. Berlin: Springer.

Riechert I (2022) Was kommt bei Demenz auf uns zu? Ein Ratgeber für Angehörige und Betreuende. Berlin: Springer.

Stiftung Gesundheitswissen (Hrsg.) (2020) Tipps für Angehörige von Menschen mit Demenz. (https://www.stiftung-gesundheitswissen.de/sites/default/files/pdf/Demenz%20-%20Tipps%20f%C3%BCr%20Angeh%C3%B6rige.pdf, Zugriff am 07.10.2024).

Thyrian JR, Winter P, Eichler T et al. (2017) Relatives' burden of caring for people screened positive for dementia in primary care : Results of the DelpHi study. Z Gerontol Geriatr 50(1): 4–13.

Turczynski J (2017) Welt-Alzheimertag: Leben mit dem Vergessen. (https://www.br.de/nachrichten/wissen/welt-alzheimertag-vergessen-demenz,QVm068i, Zugriff am 07.10.2024).

Wetzstein M, Rommel A, Lange C (2015) Pflegende Angehörige – Deutschlands größter Pflegedienst. GBE kompakt 6(3). Berlin: Robert Koch-Institut. (https://edoc.rki.de/bitstream/handle/176904/3137/3.pdf?sequence=1&isAllowed=y, Zugriff am 07.10.2024).

4 Kommunikation bei Demenz

4.1 Veränderungen im Kommunikationsverhalten

Viele Angehörige berichten davon, dass es sie außerordentlich belaste, die vertraute Art der Kommunikation nicht mehr führen zu können. Die Aufmerksamkeit der Menschen mit Demenz reicht nicht für längere Unterhaltungen; Daten und Fakten werden sofort wieder vergessen, die richtigen Worte nicht gefunden. Und irgendwann sind aufgrund kognitiver Einschränkungen gar keine sinnvollen Gespräche möglich. Dergestalt schildert eine Tochter die kommunikativen Probleme mit ihrem Vater (Auch-Johannes 2020, S. 295):

> »Ich habe das Gefühl, diese Demenz ist etwas, das ihn so abschottet. Er redet mit mir so gut wie gar nicht, höchstens ein bisschen, wenn andere Leute da sind. Auch mit meiner Mutter hat er nicht mehr geredet. Das ist so frustrierend: Ich frage etwas und bekomme keine Antwort. Wenn ich es ebenso mache, ist er sauer. Manchmal antworte ich überhaupt nicht, wenn er so blödsinnige Fragen stellt. Zum Beispiel lege ich ihm Schokolade hin, und er fragt, was das ist oder was er damit soll. Wenn ich gut drauf bin, erkläre ich es ihm, manchmal sage ich aber auch nichts. Das ist die einzige Kommunikation am Tag.«

Gerade für Paare oder enge Verwandte, die sich stets viel unterhalten haben, ist es besonders schwer, auf altbewährte kommunikative Gewohnheiten zu verzichten. Kommunikation mit demenzbetroffenen Menschen folgt zwar anderen Regeln, ist letztendlich jedoch Übungssache. Das Wichtigste ist, dass die Körpersprache authentisch ist und mit dem Gesagten übereinstimmt. Ironie und Sarkasmus sollten vermieden werden, da sie nicht mehr adäquat verstanden werden. Menschen mit Demenz nehmen nonverbale Kommunikationsanteile besser wahr und fokussieren sich entsprechend stärker auf den mimisch-gestischen Ausdruck und die Stimme des Gesprächspartners. Den Inhalt einer Aussage können sie unter Umständen gar nicht nachvollziehen, gerade wenn es sich um sehr lange Sätze mit Metaphern oder Fremdwörtern handelt. Doch sie spüren auf einer nonverbalen Ebene, ob man es gut mit ihnen meint (vgl. Haberstroh und Pantel 2011).

Tipp: Gelegentlich bedarf es nicht vieler Worte! Eine ehrliche, liebevolle Umarmung drückt Ihre Zuneigung zur demenzbetroffenen Person viel besser aus, als es Worte je tun könnten.

4.2 Grundlagen der Kommunikation

Wie der Philosoph und Kommunikationswissenschaftler Paul Watzlawick betont, besteht Kommunikation aus mehr als nur dem Gesagten, denn zum Großteil findet sie tatsächlich nonverbal durch Gestik, Mimik, Körperhaltung und Tonfall statt (Watzlawick et al. 2017). Dabei gibt es immer einen Sender und einen Empfänger einer Botschaft, wobei die Kommunikation dann als gelungen betrachtet werden kann, wenn der Empfänger wieder zum Sender wird und umgekehrt. Haberstroh und Kollegen (2016) beschreiben diesen Vorgang in einem anschaulichen Modell, in dem Kommunikation als Austausch von Mitteilungen zwischen Sender und Empfänger verstanden wird, wobei diese Akteure im Kommunikationsverlauf ständig ihre Rollen wechseln. Zugleich werden – stark vereinfacht – vier Stufen einer kommunikativen Interaktion unterschieden:

1. Darbietung: Ein Sender bietet eine Information dar.
2. Aufmerksamkeit: Ein Empfänger richtet seine Aufmerksamkeit auf den Sender und die gegebene Information.
3. Verstehen: Der Empfänger versteht die Information.
4. Behalten: Der Empfänger behält die Information.

Nur wenn der Empfänger die Information mit Aufmerksamkeit bedacht, verstanden und behalten hat, kann sich der Kommunikationskreislauf drehen und der Empfänger eine Antwortbotschaft darbieten, d. h. seinerseits zum Sender werden. Die Antwort ist somit für das Gegenüber »das Zeichen, dass die Kommunikation geglückt ist« (Haberstroh und Pantel 2011, S. 40). Das Modell macht deutlich, dass jeder Schritt erst abgeschlossen sein muss, bevor der nächste beginnen kann. Menschen mit demenziellen Erkrankungen haben jedoch auf all diesen Kommunikationsstufen mehr oder weniger ausgeprägte Probleme. Meistens ist ihre Aufmerksamkeitsleistung eingeschränkt, die Geschwindigkeit der Informationsverarbeitung reduziert und das Kurzzeitgedächtnis schon in der Frühphase der Demenz so beeinträchtigt, dass das Verstehen und Behalten einer Frage ebenso wie das »Zusammensuchen« einer passenden Antwort viel mehr Zeit benötigen als bei gesunden Gleichaltrigen.

Was die Basis menschlicher Kommunikation angeht, so hat Watzlawick bereits in den 1960er Jahren fünf Grundregeln, sog. *pragmatische Axiome*, postuliert (siehe Watzlawick et al. 2017, auch unter https://www.paulwatzlawick.de/axiome.html), die hier in wesentlichen Zügen vorgestellt werden sollen:

1. **Man kann nicht *nicht* kommunizieren.**
   Diese Aussage bringt es auf den Punkt. Selbst ein Sich-Wegdrehen, Schweigen oder Weggehen transportiert je nach Kontext eine bestimmte Botschaft, und sei es, dass man gerade nicht sprechen oder angesprochen werden möchte. Jegliche Kommunikation ist Verhalten und im Umkehrschluss kann alles, was wir tun, also jedes Verhalten als eine Form der Kommunikation verstanden werden.

2. **Jede Kommunikation hat einen Inhalts- und einen Beziehungsaspekt.**
   Informationen werden über den Inhaltsaspekt vermittelt, während die Beziehungsebene Auskunft über das Verhältnis zwischen Sender und Empfänger gibt. Und für die Letztere braucht man nicht einmal Worte, besonders bei Menschen mit Demenz. Nonverbales wie Mimik und Tonfall der Stimme spielt dabei die tragende Rolle. So macht es einen gewaltigen Unterschied, ob man im Gespräch mit einem Menschen mit Demenz mitleidig schaut, verunsichert lächelt oder aufmunternd zunickt (vgl. Schmidhuber 2022).
3. **Kommunikation ist immer Ursache und Wirkung.**
   Jeder Teilnehmende einer zwischenmenschlichen Interaktion strukturiert die Beziehung innerhalb dieser und jedem Reiz folgt eine Reaktion, wodurch sich ein kommunikativer Kreislauf bildet. Wendet sich eine demenzbetroffene Person beispielweise ab, weil die eigenen Kinder sie kritisieren, wird dieser Rückzug möglicherweise zusätzlich moniert, was nur zur weiteren Abwendung führt. Dadurch entsteht ein Teufelskreis, der nur durch eine völlig andersgeartete Reaktion einer der Parteien durchbrochen werden kann, z. B., indem man den Menschen mit Demenz einfach in den Arm nimmt, wenn sich dieser wegen Kritik zurückzieht.
4. **Menschliche Kommunikation bedient sich analoger und digitaler Modalitäten.**
   Unter »analog« ist der Beziehungsaspekt zu verstehen, bei welchem das Nonverbale im Zentrum steht, was zu Mehrdeutigkeiten und Missverständnissen führen kann. So können Tränen bei einer Umarmung gleichermaßen die Freude über das Wiedersehen oder die Traurigkeit eines Abschieds ausdrücken. Als »digital« wird dagegen der reine Inhaltsaspekt einer Nachricht bezeichnet, der zur Übermittlung von Wissen dient. In mehrdeutigen Momenten könnte man die demenzbetroffene Person einfach fragen, wie sie sich gerade fühlt, und versuchen, die geäußerten Gefühle zu validieren, vorausgesetzt, dass deren verbliebene Reflexionsfähigkeit dies noch erlaubt.
5. **Kommunikation ist symmetrisch und komplementär.**
   Sind die Kommunikationspartner bzw. ihre Beziehung gleichrangig, spricht man von einer symmetrischen Kommunikation, die sozusagen

auf Augenhöhe stattfindet. Gibt es hingegen einen Unterschied in der Beziehung, ob familiär, beruflich oder sozial, so handelt es sich um eine komplementäre Kommunikation. Ein typisches Beispiel dafür wäre die Arzt-Patienten-Beziehung (vgl. Schmidhuber 2022), da ein Arzt aufgrund des Fachwissens bei einer gesundheitsbezogenen Konversation überlegen wäre.

4.3 Kommunikativer Umgang mit Demenzbetroffenen

Im Folgenden werden einige in der Praxis bewährte Strategien aufgelistet und erklärt, die Betreuenden helfen können, in kommunikativen Situationen mit Menschen mit Demenz besser und souveräner zu agieren (teils nach Haberstroh et al. 2016). Dabei ist wichtig zu beachten, dass sich Fähigkeiten und Ressourcen der Erkrankten im Laufe der Zeit verändern, sodass die angewandten Kommunikationsstrategien entsprechend angepasst werden müssen. Ein einfühlsamer und flexibler Ansatz kann jedoch dazu beitragen, die Verständigung zu optimieren und positive Interaktionen zu befördern.

Strategien zur besseren Kommunikation mit demenzbetroffenen Personen

1. **Auf Augenhöhe kommunizieren:**
   Nehmen Sie bei Gesprächsbeginn Blickkontakt auf und sprechen Sie den Menschen mit Demenz mit seinem Namen an. Begeben Sie sich währenddessen wortwörtlich auf Augenhöhe. Sitzt die Person auf einem Stuhl oder im Rollstuhl, kann man etwas in die Knie gehen oder sich einfach gegenüber hinsetzen. Die Unterhaltung ist dann am angenehmsten, wenn niemand von oben herab spricht.

2. **Eine einfache Sprache verwenden:**
   Sprechen Sie ruhig, deutlich und nicht zu schnell in einfachen, kurzen Sätzen. Bestenfalls sollte nur ein prägnanter Inhalt pro Satz verwendet werden, da verschachtelte Sätze mit zu vielen Informationen oder komplexen Ausdrücken schnell für Verwirrung sorgen können. Betonen Sie wichtige Wörter und geben Sie dem Gegenüber genügend Zeit, Ihre Aussage zu verarbeiten.
3. **Das Gesagte wiederholen:**
   Wird eine Frage erneut gestellt, doch anders formuliert, könnte die demenzbetroffene Person denken, es handle sich um eine neue Frage, während die erste noch gar nicht beatwortet sei. Dies setzt sie unter Druck und sorgt für unnötigen Stress. Grundsätzlich sind Wiederholungen sehr hilfreich, doch sollten Sie dafür stets die gleichen Worte wählen.
4. **Ja-Nein-Fragen statt W-Fragen stellen:**
   Fragen, die nur einer einzigen Antwort bedürfen, sind für Menschen mit Demenz leichter zu verstehen und zu erwidern. Dagegen eröffnen sog. W-Fragen – insbesondere mit »Wie?«, »Weshalb?«, »Warum?« – häufig zu viele Antwortalternativen. Statt also »Wie geht es dir?« zu fragen, wäre es besser, auf die Verbalisierung »Geht es dir gut?« zurückzugreifen. Wer-, Was- und Wo-Fragen lassen sich in der Regel eindeutiger beantworten und können durchaus verwendet werden. Bei mehreren Auswahloptionen sollten die Alternativen nacheinander statt mit »oder« abgefragt werden.
5. **Aussagen positiv formulieren:**
   Da das menschliche Gehirn als Verneinungen artikulierte Aussagen schlechter verarbeitet und dies bei Demenz noch mehr zum Problem wird, sollte man auf das Wörtchen »nicht« möglichst verzichten und positive Formulierungen nutzen. Anstatt zu sagen »Wir besuchen heute eine Ausstellung. Aber keine Sorge, es wird bestimmt nicht zu anstrengend.«, sagen Sie lieber »Wir besuchen heute eine Ausstellung. Wir planen auch ein paar Pausen ein. Es wird sicher schön!«
6. **Erinnerungen wecken:**
   Greifen Sie bei Gesprächen am besten Themen auf, die positive

Erinnerungen oder lebensthematische Erzählungen anregen könnten, wie z. B. »Erzähl mir doch von deinen Eltern (oder Großeltern).«, »Welche Spiele haben Sie in der Kindheit gespielt?« »Wie war es damals so in der Schule?«, »Sie waren doch eine gute Hausfrau. Was haben Sie früher am liebsten gekocht?« Fotos oder persönliche Gegenstände können zusätzlich als anschauliche Kommunikationsunterstützung dienen.

7. **Positive Körpersprache zeigen und Geduld haben:**
   Menschen mit Demenz nehmen die nonverbale Kommunikationsebene teils sogar intensiver wahr als Personen ohne kognitive Einschränkungen. Folglich ist Ihre Körpersprache mindestens genauso wichtig wie Ihre Worte: Lächeln, Augenkontakt und eine ruhige Haltung können das Vertrauen stärken und eine positive Atmosphäre schaffen. Menschen mit Demenz benötigen oft mehr Zeit, um auf Gesagtes zu reagieren. Seien Sie geduldig und vermeiden Sie es, die Person zu drängen.
8. **Mit Respekt begegnen:**
   Jeder Mensch möchte und sollte wertschätzend und respektvoll behandelt werden. Den Erkrankten bis zuletzt ihre Würde zu bewahren, ist zugleich eine der wichtigsten Betreuungsaufgaben. Selbst wenn Sie annehmen, dass die demenzbetroffene Person den Inhalt einer Unterhaltung nicht versteht, sollte im Beisein anderer nicht so gesprochen werden, als sei sie nicht da. Wenn Sie anderen etwas Persönliches über den Menschen mit Demenz berichten möchten, weisen Sie ihn – selbst wenn es sofort wieder vergessen wird – darauf hin, z. B.: »Ich würde der Ärztin gern vom gestrigen Vorfall erzählen. Als du nicht mehr wusstest, wie du dein Kleid anziehen sollst. Du bist so wütend geworden. Ich würde gern wissen, wie ich dir am besten helfen kann.«
9. **Berührungen nutzen:**
   Eine sanfte, liebevolle Berührung kann Geborgenheit vermitteln und Trost spenden. Beachten und respektieren Sie jedoch – soweit ersichtlich oder bekannt – individuelle Grenzen, Wünsche und Abneigungen der anderen Person. All diese Aspekte können sich durch die Erkrankung verändern und jemand, der früher sehr di-

stanziert gewesen ist, kann nun verstärkt nach Körperkontakt suchen.

10. **Flexibel bleiben:**
Durch Demenz wandeln sich nicht nur Fertigkeiten und Potenziale, sondern auch Charakter- und Persönlichkeitszüge der Betroffenen. Versuchen Sie, flexibel zu bleiben und sich den Bedürfnissen der Betreuten anzupassen. Wenn Sie beispielsweise merken, dass die Kommunikation in einem bestimmten Moment schwierig wird, wechseln Sie das Thema oder legen eine Pause ein. Manchmal hilft eine Tasse Tee, um eine Situation zu entspannen, ein ablenkender Blick aus dem Fenster oder nur schweigend und Hände haltend zusammenzusitzen. Wichtig ist die Zeit, die Sie gemeinsam verbringen.

Literatur

Auch-Johannes I (2020) Klangbrücken. Beziehungsentwicklung bei Menschen mit Demenz und ihren pflegenden Angehörigen durch ambulante Musiktherapie. Dissertation. (https://ediss.sub.uni-hamburg.de/handle/ediss/8642, Zugriff am 07.10.2024).

DGN (Deutsche Gesellschaft für Neurologie e.V.), DGPPN (Deutsche Gesellschaft für Psychiatrie und Psychotherapie, Psychosomatik und Nervenheilkunde e.V.) (Hrsg.) (2023) S3-Leitlinie Demenzen. Langversion – Stand: 28.11.2023, Version: 4.0. (https://register.awmf.org/de/leitlinien/detail/038-013, Zugriff am 07.10.2024).

Haberstroh J, Neumeyer K, Pantel J (2016) Kommunikation bei Demenz: Ein Ratgeber für Angehörige und Pflegende. 2. Aufl. Berlin, Heidelberg: Springer.

Haberstroh J, Pantel J (2011) Kommunikation bei Demenz: TANDEM Trainingsmanual. Berlin, Heidelberg: Springer.

Schmidhuber M (2022) Interkulturelle Kompetenz im Krankenhaus: Arzt-Patienten-Kommunikation mit Menschen mit Demenz und ihren Angehörigen im interkulturellen Setting. 1. Aufl. Baden-Baden: Nomos.

Watzlawick P, Beavin J, Jakson D (2017). Menschliche Kommunikation: Formen, Störungen, Paradoxien. 13. unv. Aufl. Bern: Hogrefe.

5 Einsatz von Musik bei Demenz

5.1 Musiktherapie und musikbasierte Interventionen

Die Spur der Musik als Mittel zu Heilzwecken lässt sich bis in die Anfänge der Menschheit zurückverfolgen (Altenmüller 2018; Horden 2000): Waren es zu Urzeiten noch ekstatische Ritualtänze und magische Beschwörungsgesänge, so versuchte man in der Antike und später in der Neuzeit, die Körpersäfte durch Klänge zu regulieren und auf diese Weise seelische Harmonie herzustellen. Bis schließlich auch der Einfluss von Musik auf messbare physiologische Parameter wie Puls, Blutdruck oder Atemfrequenz entdeckt wurde. Zur wissenschaftlichen Disziplin wurde die *Musiktherapie* allerdings erst im 20. Jahrhundert, wobei sich im Laufe der Jahre eine Vielzahl von Schulen und Strömungen herausgebildet hat, wie z. B. psychoanalytische, anthroposophische, schöpferische oder neurologische Musiktherapie (vgl. Decker-Voigt 2010).

An dieser Stelle soll nicht auf die Spezifika einzelner musiktherapeutischer Ausrichtungen eingegangen werden, da sie in der praktischen Arbeit heutiger Musiktherapeuten ohnehin eine eher untergeordnete Rolle spielen. Üblicherweise wird der Musiktherapie-Begriff viel pragmatischer als eine summarische Bezeichnung für unterschiedliche psychotherapeutisch ausgerichtete Konzepte mit gezielter Anwendung musikalischer Elemente aufgefasst. Diese Definition wurde vor fast 30 Jahren durch die Deutsche Musiktherapeutische Gesellschaft (DMtG) entwickelt und dient bis heute, um Musiktherapie von pharmakologischer und physischer Therapie abzugrenzen. Mitte der 1990er Jahre wurden auf der »Kasseler Konferenz musiktherapeutischer Vereinigungen in Deutschland« die sog. »Kasseler Thesen zur Musiktherapie« formuliert (und in den Folgejahren weiter überarbeitet) als Versuch seitens der Vertreter aller musiktherapeutischen Verbände, einen Konsens zur Beschreibung der Musiktherapie zu finden (DMtG 2019). Als These 1 liest man dort: »Musiktherapie ist eine praxisorientierte Wissenschaftsdisziplin, die in enger Wechselbeziehung zu verschiedenen Wissenschaftsbereichen steht, insbesondere der Medizin, den Gesellschaftswissenschaften, der Psychologie, der Musikwissenschaft und der Pädagogik.« (DMtG 2019, S. 1). Das Medium der Musik, welches in diesem therapeutischen Kontext als Kontakt- und Interaktionsmittel dient, wird anschließend in These 4 folgendermaßen charakterisiert: »Musik ist vom Menschen gestalteter Schall. Als akustisches, zeitstrukturierendes Geschehen ist sie Artikulation menschlichen Erlebens mit Ausdrucks- und Kommunikationsfunktion. Sie befindet sich im dialektischen Spannungsfeld individueller – körperlicher, psychischer, spiritueller, sozialer – und gesellschaftlich-kultureller Bedingungen und ist dort wirksam und bedeutsam.« (DMtG 2019, S. 2). Zum Begriff der musikalischen Gestaltung heißt es dann weiter, dass »Töne, Klänge und Geräusche in übergreifende rhythmische, melodische und harmonische Strukturzusammenhänge gebracht« werden: »Dieser Vorgang ist Grundlage aller künstlerischen Schaffensprozesse in der Musik. Gestaltung schließt auch unbeabsichtigte Schallereignisse ein, sofern diese vom Rezipienten als bedeutsam wahrgenommen werden.« (DMtG 2019, S. 2 f.)

Grundsätzlich wird zwischen zwei auf den ersten Blick theoretisch gegensätzlichen Herangehensweisen unterschieden, den aktiven und rezeptiven Musiktherapieformen: *Aktive Musiktherapie* zielt – wie der Name schon andeutet – auf die unmittelbare Einbeziehung der Klienten bzw. Patienten in das musikalische Geschehen und die damit einhergehenden sozialen und kommunikativen Interaktionen. Mittel der Wahl ist hier meist gemeinsame Improvisation, »sei es mit der Stimme, mit einfachen Instrumenten [▸ Kap. 9.1] oder anderen Möglichkeiten, Geräusche/Klänge zu erzeugen« (Stegemann 2020, S. 33). Dagegen steht bei *rezeptiver Musiktherapie* allem voran das Hören biografisch relevanter Musik im Mittelpunkt sowie der sprachliche und emotionale Austausch darüber: »Dabei kann es sich um Musik vom Tonträger handeln, die von Patienten und Musiktherapeuten angehört wird, oder um live für die Patienten gespielte

Musik des Therapeuten.« (Stegemann 2020, S. 33). In der musiktherapeutischen Praxis werden heutzutage aktive und rezeptive Anteile vorwiegend gleichberechtigt nebeneinander eingesetzt, je nach Bedürfnissen, Wünschen oder der Tagesverfassung der Erkrankten, denn eine strikte Trennung dieser Formen ist im Grunde gar nicht realisierbar: »Rezeptive Musiktherapie braucht aktives Musikerleben, aktive Musiktherapie kommt nicht ohne Hören aus.« (Pešek 2007, S. 129). Studien belegen, dass Kombinationsansätze therapeutisch sogar effektiver zu sein scheinen (Stegemann 2020). Grundsätzlich kann Musiktherapie im Einzel- wie im Gruppensetting durchgeführt werden, je nach Umständen, Bedarf oder Indikation (vgl. Wormit et al. 2020).

Erfreulicherweise werden musiktherapeutische Angebote zunehmend zu einem festen Bestandteil in der psychosozialen Versorgung demenziell erkrankter Menschen, nicht zuletzt im Zuge wachsender empirischer Evidenz (▶ Kap. 5.2). Die Stärken des Einsatzes von Musik bei Demenz liegen vor allem in der Aktivierung von sozial-kommunikativen Ressourcen (vgl. Schmitt und Frölich 2007), also z. B. in der emotionalen Anregung und Förderung nonverbaler Kommunikation mit dem Ziel der Verbesserung von Wohlbefinden und Lebensqualität. Denn »mit dem Fortschreiten einer demenziellen Erkrankung werden die emotionalen Ausdrucksmöglichkeiten zwar auch eingeschränkt, vor allem die verbale Vermittlung von Emotionen, doch lässt sich davon ausgehen, dass Emotionalität als solche sowie deren nonverbale Äußerung selbst im Spätstadium der Demenz erhalten bleiben« (Pantel und Schall 2019, S. 282). Da Gefühle, Stimmungen und Affekte entscheidende Steuerungselemente menschlichen Verhaltens sind und Musik als starker Emotionsträger fungieren kann, bildet emotionale Stimulation ein zentrales Wirkprinzip der Musiktherapie (Hillecke und Wilker 2007). Des Weiteren kann Musizieren »therapeutisch eingesetzt werden, um Aufmerksamkeitsprozesse bei Patienten auszulösen, zu modulieren und zu trainieren« (Wormit et al. 2020, S. 45). Ebenso wichtige Wirkfaktoren musiktherapeutischen Arbeitens sind Kommunikations- und Verhaltensmodulation: »Musik kann einfache Bewegungsprozesse (z. B. Armbewegung), aber auch komplexe oder subtile koordinative Bewegungen (z. B. Tanz, Sprache) unterstützen. […] Sie kann zum Mitmachen (Mitsingen, Mitklatschen, Mitmusizieren) einladen oder dabei helfen, zurückgezogene, antriebsgestörte depressive Patienten motorisch zu aktivieren.« (Wormit et al. 2020, S. 46). Als eine Form nonverbaler Kommunikation und intuitiv erfahrbares Kontaktmedium birgt Musik »das Potenzial in Kommunikation zu treten, ohne zu sprechen« (Hillecke und Wilker 2007, S. 77) und bietet damit Zugänge zur Welt von Menschen mit Demenz jenseits sprachlicher Barrieren.

Aus der musiktherapeutischen Arbeit ist hinlänglich das Phänomen bekannt, dass »alte Menschen, die oftmals nicht einmal mehr die Namen ihrer engsten Angehörigen wissen, ganze Lieder und Liedtexte wiedergeben« können (Grünenwald 2020, S. 41). Eine befriedigende Erklärung für den Erhalt des Musikgedächtnisses bei Alzheimer-Patienten hatte man lange Zeit nicht, bis schließlich 2015 Forscher des Max-Planck-Instituts Hirnregionen identifizieren konnten, in denen das musikalische Langzeitgedächtnis lokalisiert ist (Jacobsen et al. 2015). Dieser Bereich im sog. supplementär-motorischen Kortex bleibt aus bislang wenig erforschten Gründen vom typischen Nervenzellverlust relativ lang verschont. Dadurch sind selbst Menschen mit weit fortgeschrittener Alzheimer-Erkrankung noch über ihre musikalischen Erinnerungen und daran geknüpfte Emotionen erreichbar.

Überhaupt sind Musikhören und erst recht aktives Musizieren hirnphysiologisch hochkomplexe Vorgänge, bei denen unterschiedlichste Gehirnregionen beteiligt sind. Es werden gleichzeitig akustische, visuelle und motorische Reize verarbeitet, Emotionen getriggert, Assoziationen ausgelöst und mit Gedächtnisinhalten verbunden: »Musikverarbeitung findet in vielen Regionen des Gehirns statt und bei Schädigungen eines Bereichs durch demenzielle (oder andere) Veränderungen kann das Gehirn dies unter Zuhilfenahme anderer Bereiche kompensieren. Eine andere Erklärung ist, dass die Musikerfahrungen deshalb besonders tief verankert sind, weil sie in Verbindung mit sehr frühen und emotional basierten Erfahrungen abgespeichert wurden.« (Muthesius 2020, S. 125 f.). Zusätzlich werden körpereigene Hormone, wie z. B. Dopamin, Oxytocin und Endorphine, ausgeschüttet, die – gemeinhin als »Glückshormone« bezeichnet – »Gefühle von Geborgenheit und Zugehörigkeit« evozieren (Grünenwald 2020, S. 41), was sich nicht zuletzt musiktherapeutisch nutzen lässt. Hören, Singen oder Spielen persönlich präferierter Musik wirken auf physiologischer Ebene zudem stressreduzierend, also u. a. in positiver Weise auf den

Blutdruck, die Herzfrequenz und den Cortisolspiegel (Dawudi et al. 2024; de Witte et al. 2020).

Die Wirkung, die Musikstücke entfalten, ist überwiegend durch frühere Vorlieben und die musikalische Sozialisation bedingt, wird aber auch immer durch die aktuellen Umstände mitbestimmt. Verständlicherweise spielen regionale, kulturelle und religionsbedingte Unterschiede bzw. Traditionen in diesem Zusammenhang eine große Rolle (Muthesius 2020). Durch Biografien hergeleitete Präferenzen können erste Hinweise für die Wahl des Musikangebots bieten, wobei gerade die Prägungen aus der Kindheit und Jugendzeit entscheidend sind. Bei der Ausgestaltung musikalischer Aktivitäten für Menschen mit Demenz sollten Musikvorlieben und -erfahrungen möglichst genau erkundet und berücksichtigt werden, um durch erneutes Hören emotional besetzter Lieder oder Stücke ein unmittelbares Wiedererleben auszulösen und damit verbundene lebensthematische Erinnerungen zu wecken (vgl. Weymann 2020). Da jedoch selbst innerhalb einer Alterskohorte in einem bestimmten Kulturkreis die Musikgewohnheiten sehr unterschiedlich sein können, sind »Pauschalangebote« für demenziell Betroffene kritisch zu hinterfragen. Je kleiner der Kreis der Teilnehmenden oder Zuhörenden, desto eher lässt sich der individuelle Geschmack treffen.

Tipp: Eine gute Option, die Lieblingsmusik eines Menschen mit Demenz zu eruieren, bieten Fragebögen zu musikalischen Erfahrungen im Lebensverlauf. Einen solchen beispielhaften Fragebogen finden Sie bei den Download-Materialien (siehe Kap. »Zusatzmaterial zum Download« am Ende dieses Buches). Die dort formulierten Fragen sind als Anhaltspunkte bzw. Gedächtnisstützen für ein musikbiografisches Gespräch mit der betreffenden Person bzw. ihr nahestehenden Familienmitgliedern oder Freunden zu verstehen und können nach Bedarf ergänzt oder abgewandelt werden. Natürlich können die Betreuungspersonen den Fragebogen ebenso eigenständig ausfüllen.

Wie alle psychosozialen Maßnahmen müssen auch musikbasierte Interventionen am Schweregrad der Demenz und verbliebenen Kompetenzen im jeweiligen Krankheitsstadium ausgerichtet werden: »Singen und Musizieren auf elementaren Musikinstrumenten [...] sind bei mittlerer Demenz i.d.R. selbstständig durchführbar, während z.B. musikalische Improvisation nur bei leichter Demenz und/oder bei entsprechender musikalischer Vorbildung geeignet ist.« (Fischer und Glanzmann 2016, S. 75). Gerade auf das gemeinschaftliche Singen sprechen derzeit von Demenz betroffene Menschen besonders gut an (▶ Abb. 5), da dies noch zur typischen Sozialisation dieser Alterskohorten gehört hat: »Zu singen, sei es für sich oder miteinander, war für viele der nun alten Menschen in ihrer Kindheit und Jugend ein bedeutender Teil ihres Lebens. In Zeiten ohne permanenten Zugang zu Musik über Radio, Fernsehen oder Internet wurde oft gesungen, sei es bei der Arbeit, beim Wandern oder am Abend.« (Grünenwald 2020, S. 41). Es könnte aber durchaus sein, dass das Singen bei Demenzerkrankten künftiger Generationen weniger eine Rolle spielen wird.

Drei Fallgeschichten zur musikalischen Biografie

(vgl. Fragebogen im Download-Bereich, Kap. »Zusatzmaterial zum Download« am Ende dieses Buches)

Herr Seibert ist erst 59 Jahre alt, doch wurde bei ihm bereits vor drei Jahren eine beginnende Alzheimer-Demenz festgestellt. Er wohnt mit seiner Frau, die sich gemeinsam mit den beiden erwachsenen Kindern um ihn und seine Belange kümmert. Bereitwillig bejaht er die Fragen, ob er früher gesungen habe bzw. heute noch singe, und ergänzt, dass er meist mit der Familie singen würde, aber ebenso für sich allein, zum Beispiel, wenn etwas im Radio laufe, das ihm gefalle. Im Schulchor habe er auch eine Weile gesungen, dies sei aber nun wirklich lange her. Am liebsten höre und singe er Schlager und Hits aus seiner Jugend: Roy Black, Tina Turner und die Beatles. Von den Aktuelleren möge er vor allem Andrea Berg. Danach gefragt, wann er gern Musik höre bzw. ob es bestimmte Anlässe oder Situationen hierfür gäbe, antwortet er: »Je nach Stimmung höre ich oft nebenbei Musik, die mir gefällt. Vor allem, um meine gute Laune zu unterstreichen. Wenn ich mich mal einsam fühle, ist sie mir ein Seelentröster.«

Die 89-jährige Frau Gaus hat seit sechs Jahren eine Demenzdiagnose. Bisher wird sie Zuhause von ihrer Tochter betreut und ist zweimal in der Woche in der Tagespflege. Trotz gewisser sprachlicher Einschränkungen ist Frau Gaus immer noch sehr kommunikativ und auskunftsfreudig. Auf die Frage nach Singerfahrungen gibt sie an, früher öfters mit ihren Geschwistern und Kindern gesungen zu haben. Meist bei Familienfesten, fügt sie hinzu, und immer zu Weihnachten. Auch heute singe sie gerne, wenn sich eine Gelegenheit dazu biete. Dies sei vor allem in der Tagespflege mit anderen Teilnehmern der Fall, aber auch in der Kirche. Am liebsten habe sie Volkslieder und Schlager, einige Kirchenlieder könne sie ebenfalls singen. Auf die Frage, welche Musik sie früher gehört habe, sagt Frau Gaus, es seien Volkslieder und Schlager gewesen. Heutzutage höre sie immer noch gern die alten Schlager im Radio. Nach ihrem Lieblingsstück gefragt, kommt prompt das »Halleluja« als Antwort; der Komponist falle ihr aber nicht mehr ein. Früher habe sie auch mal paar Jahre Klavier gelernt, aber alles wieder vergessen. Ihre Enkelin spiele noch Klavier, führt sie aus, als danach gefragt wird, ob noch jemand in der Familie ein Instrument spiele. Und im Kirchenchor habe sie auch eine Zeit lang gesungen, fällt Frau Gaus plötzlich noch ein. Überhaupt sei Musik in ihrem Leben immer wichtig gewesen und habe, besonders wenn's mal schwierig war, ihr stets Kraft gegeben.

Der verwitwete Herr Hansen (74 Jahre alt) hat bereits fortgeschrittene Demenz und kann kaum noch etwas über die Bedeutung von Musik in seinem Leben oder seine musikalischen Vorlieben mitteilen. Zumeist antwortet er nur mit »Ja« auf alle Fragen, die man ihm stellt, oder gar nicht. Entsprechend haben sein Sohn und seine Tochter alle ihnen bekannten Informationen zu Herrn Hansens musikalischer Biografie gesammelt und niedergeschrieben, damit diese künftig auch von Pflegekräften oder Betreuungspersonen genutzt werden können. Hierzu haben sie sowohl ihre eigenen Erinnerungen einfließen lassen als auch mit Freunden und Verwandten gesprochen, die eine enge Beziehung zu ihrem Vater hatten. Aus ihren Aufzeichnungen ergibt sich, dass Herr Hansen früher gern und viel gesungen hat, besonders bei Feierlichkeiten und beim Wandern. Außerdem war er im Karnevalsverein und hat dort Mundharmonika und Akkordeon gespielt. Entsprechend gehörten sowohl Volkslieder und Schlager als auch diverse Karnevalslieder zu seinem Repertoire. Später hat er auch Saxofon gelernt und angefangen, sich sogar für klassische Musik zu interessieren, allerdings kaum Konzerte besucht. Selbst Musik zu machen hatte für ihn immer den größeren Reiz, als Musik nur zu hören.

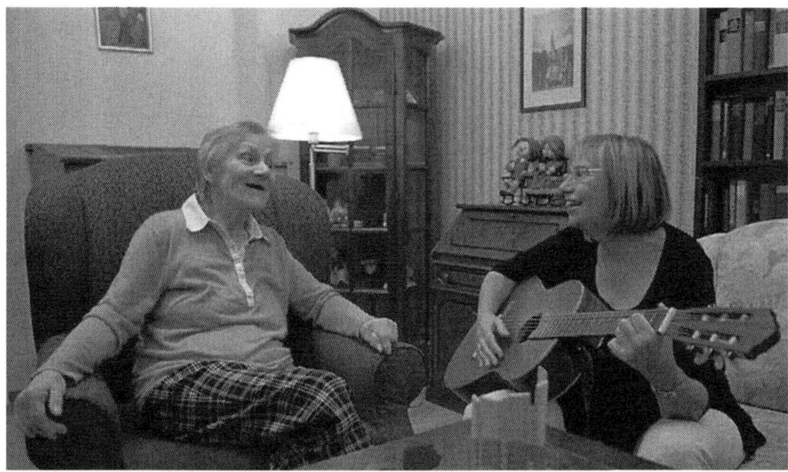

Abb. 5: Szene einer häuslichen Musiktherapiestunde: Liedersingen zur Gitarre (Foto: Arthur Schall)

5.2 Stand der Forschung

Unter den kreativtherapeutischen Interventionen gehört Musiktherapie zu den ältesten und bisher am besten untersuchten Ansätzen. Die klinische Forschung zu ihrer Wirkungsweise beginnt im Wesentlichen in der zweiten Hälfte des 20. Jahrhunderts, wobei dem Einsatz von Musiktherapie bei Demenz erst seit den 1980er Jahren mit zunehmender wissenschaftlicher Fundierung nachgegangen wird (Fischer und Glanzmann 2016; Riedl et al. 2020). Bis heute ist das größte Problem der meisten musiktherapeutischen Studien ihre methodische Qualität, deren Mängel sich beispielsweise in zu kleinen Stichproben, fehlenden Kontrollgruppen bzw. Vergleichsbedingungen, inadäquaten Untersuchungsdesigns oder wenig sensitiven Erfassungsinstrumenten offenbaren (Riedl et al. 2020; Vasionyte und Madison 2013). Dies gilt übrigens für alle anderen Kreativtherapien in noch viel stärkerem Maße, da die ernsthafte wissenschaftliche Auseinandersetzung mit bestimmten Interventionsverfahren (z. B. Märchenerzählungen oder Museumsangeboten für Menschen mit Demenz) teils erst begonnen hat (Pantel und Schall 2019, ▶ Kap. 6.2).

Neben einer Vielfalt an qualitativen Studien und Einzelfallberichten finden sich immer mehr empirische Belege für positive Effekte musiktherapeutischer Interventionen bei Menschen mit Demenz. Autoren berichten u. a. von der Reduktion problematischer Verhaltensweisen wie Agitation, der Optimierung von Sozialverhalten, Kommunikation und Lebensqualität sowie der Förderung positiver Emotionen und Wohlbefindens (z. B. McDermott et al. 2013; Ray und Mittelman 2017; Särkämö et al. 2016; Schall et al. 2015; Ueda et al. 2013). So konnten Raglio und Kollegen bereits 2008 zeigen, dass mehrfach pro Woche durchgeführte Sitzungen mit aktiver Musiktherapie die Verhaltensstörungen und psychischen Symptome bei Demenzpatienten signifikant reduzieren. Selbst bei Menschen mit stärker fortgeschrittener Erkrankung scheinen gezielt eingesetzte Musiktherapie-Interventionen demenzbegleitende Verhaltensauffälligkeiten zu reduzieren und zur Angehörigenentlastung beitragen zu können (D'Aniello et al. 2021). Auch die Studie von Dimitrou und Kollegen (2020) demonstriert die Überlegenheit von Musiktherapie im Vergleich zu einer Sportintervention bzw. Aroma- und Massagetherapie bei der Reduktion von neuropsychiatrischen Symptomen wie Angst und Depressivität bei Menschen mit Demenz in unterschiedlichen Stadien der Krankheit. Allerdings stellen die Autoren fest, dass vor allem hinsichtlich der optimalen Dauer musiktherapeutischer Interventionen und der Langzeiteffekte weiter geforscht werden muss.

Schon vor fast zwei Jahrzehnten gab es wissenschaftlich fundierte Hinweise darauf, dass live erlebte Musik bei Demenzsymptomen wirksamer sein könnte als das rein rezeptive Hören von Musikaufnahmen (Holmes et al. 2006): Unabhängig vom Demenzschweregrad wurden bei den teilnehmenden Personen in dieser Studie signifikant häufiger positive

Effekte auf Apathiesymptome und den Grad der Beteiligung während interaktiver Live-Musik beobachtet. Neuere Studien bestätigen zudem mittels bildgebender Verfahren, dass unmittelbar teilhabendes Musikerleben viel stärker das Gehirn stimuliert und emotional anregt als Musik von Tonträgern (Trost et al. 2024). Dabei scheinen speziell auf Vorlieben und Bedürfnisse der Betroffenen zugeschnittene musikalische Interventionen besonders effektiv zu wirken, z. B. auf kognitive Fähigkeiten und Verhaltensproblematiken (Leggieri et al. 2019). Die Autoren erklären diese Beobachtung damit, dass eine individualisierte Musikauswahl autobiografische Erinnerungen weckt und den erkrankten Menschen dadurch ein Stück der verlorengegangenen Identität und Autonomie zurückgibt, was wiederum Kognition und Verhalten in wünschenswerter Weise beeinflusst.

Gerade in den letzten Jahren mehrt sich die Anzahl von Studien, die zeigen, dass regelmäßiges Musizieren neben Stimmung und psychosozialen Zielgrößen auch physiologische Parameter und Kognition verbessern kann. So nutzten Miyazaki et al. (2020) in ihrem trommelbasierten Kommunikationsprogramm *(Drum Communication Program)* die Tatsache, dass selbst bei fortgeschrittener Demenz Reaktionen auf einen Rhythmus und Taktgefühl erhalten bleiben. Das Trommelprogramm wirkte sich positiv auf den Bewegungsradius in den Gelenken der oberen Extremitäten aus und führte außerdem zur signifikanten Steigerung der kognitiven Leistungsfähigkeit der Teilnehmenden. Die Intervention in der Studie von Biasutti und Mangiacotti (2021), die von den Autoren als musikalisches Training bezeichnet und somit von klassischer Musiktherapie unterschieden wird, beinhaltete u. a. rhythmische Improvisationen und melodische Übungen. Es zeigte sich, dass – verglichen mit einer Kontrollgruppe, die Gymnastikübungen machte – dieses Musiktraining bei Menschen mit beginnender Demenz positiv signifikante Veränderungen der Depressionswerte und des kognitiven Status zur Folge hatte.

Pilotstudien zu Chören aus Menschen mit Demenz konnten die erfolgversprechenden, aber noch unzureichend untersuchten therapeutischen Potenziale des gemeinschaftlichen Singens demonstrieren, u. a. eine Förderung von Kommunikation und Lebensqualität (Mittelman und Papayannopoulou 2018) sowie eine Zunahme des emotionalen Wohlbefindens bei gleichzeitiger Reduktion physiologischer Stressmarker (Dawudi et al. 2024; siehe dazu ▶ Kap. 5.3). Häufiges Singen (z. B. Karaoke) führt auch bei gesunden Älteren zu verbesserten kognitiven Leistungen und Lungenfunktionen (Miyazaki und Mori 2020), was im Sinne der Demenzprävention durchaus von Bedeutung ist. Letzteres trifft ebenso auf musikbasierte Interventionsstudien mit Menschen mit leichter kognitiver Störung (MCI), einer wichtigen Vorstufe der Demenz, zu: So untersuchten z. B. Han und Kollegen (2020) die Effekte einer eigens entwickelten interaktiven Digitalanwendung zur Stimulation durch musikalische Reize auf Personen mit MCI. Die Autoren beschreiben ihr Verfahren als eine Art musikbasierte Stimulationstherapie und konnten – im Gegensatz zur Kontrollgruppe – deutliche Steigerungen in kognitiven Parametern feststellen, vor allem im Bereich räumlich-visueller und exekutiver Funktionen. Ebenfalls an einer Population mit MCI ließen sich in einer anderen Studie klinisch bedeutsame Effekte von rezeptiver Musiktherapie auf Kognition und depressive Symptome aufzeigen (Xue et al. 2023).

Um die Ergebnisse mehrerer unabhängiger Studien zu bestimmten Fragestellungen zu kombinieren und zu analysieren, wird die statistische Methode der *Metaanalyse* angewandt, die es erlaubt, umfassendere und zuverlässigere Schlussfolgerungen zu ziehen, als dies durch eine einzelne Studie möglich wäre. Für musikbasierte Interventionen bei Demenz existieren bereits einige wegweisende Metaanalysen, die beispielsweise statistisch relevante positive Effekte auf demenzbegleitende Symptome wie Agitation (Pedersen et al. 2017; Ting et al. 2023), Depression (Moreno-Morales et al. 2020; Ting et al. 2024; van der Steen et al. 2018), Ängstlichkeit (Ting et al. 2023) und andere Verhaltensproblematiken (van der Steen et al. 2018) belegen. Zugleich finden sich klare Nachweise für die Förderung des Wohlbefindens, sozialer Interaktionen und Lebensqualität (Moreno-Morales et al. 2020; Ting et al. 2024; van der Steen et al. 2018).

Nach diesem kursorischen Überblick lässt sich zusammenfassen, dass die positive Wirkung von Musik auf Menschen mit Demenz schon seit Längerem bekannt und in einer Reihe von Studien dokumentiert ist. Allerdings besteht weiterer Forschungsbedarf, um diese Effekte noch genauer zu untersuchen und therapeutisch gezielter nutzen zu können. Dies gilt vorrangig für kommunale Musikangebote (z. B. Chorsingen oder Konzertbesuche) und die besonderen Anforderungen, die diese Formen musikalischer Teilhabe bei Demenz – unter Einbeziehung der betreuenden

Angehörigen – erfüllen sollten (vgl. Koch und Reuschenbach 2021). Bislang liegen für solche innovativen Inklusionsmaßnahmen allerdings nur wenige Wirksamkeitsnachweise vor, die jedoch eine wichtige Voraussetzung für deren breitere Anwendung und therapeutische Empfehlungen, z.B. in der S3-Leitlinie, wären. Aktuelle wissenschaftliche Projekte der Autoren zu solchen musikbasierten Interventionen finden Sie in den nächsten Buchkapiteln.

5.3 Aus der Forschungsarbeit der Autoren

»Klangbrücken«: Häusliche Musiktherapie bei fortgeschrittener Demenz

Das Ziel des Praxis-Forschungsprojekts »Klangbrücken« an der Goethe-Universität Frankfurt war die Umsetzung und Evaluation eines individuellen und ressourcenorientierten Musiktherapieangebots für häuslich versorgte Menschen mit einer fortgeschrittenen Demenzerkrankung. Im Fokus des wissenschaftlichen Interesses standen u.a. die Fragen nach den Auswirkungen dieser wöchentlich über ein Jahr lang stattfindenden Einzelmusiktherapie auf demenzbegleitende Verhaltensstörungen wie Apathie oder Agitation, auf die emotionale Befindlichkeit und auf sozial-kommunikative Aspekte. In den Sitzungen kamen je nach Situation und Bedarf sowohl aktive als auch rezeptive musiktherapeutische Elemente zum Einsatz: Es wurde zur Gitarrenbegleitung gesungen, auf vorhandenen und mitgebrachten Musikinstrumenten improvisiert (vgl. dazu ► Kap. 9.1), biografisch bedeutsame Musik verschiedener Epochen und Gattungen zusammen angehört, manchmal sogar getanzt; es wurde viel miteinander geredet und gelacht, aber ebenso getrauert und geschwiegen (► Abb. 5). Jede Musiktherapiestunde hatte einen festen Rahmen aus einem Begrüßungs- und einem Abschiedslied; zudem blieben Wochentag und Uhrzeit stets gleich, um die Therapie in praktikabler Form in die Versorgungsroutine zu integrieren.

Etwa alle drei bis vier Wochen wurden die häuslichen Musiktherapiesitzungen videografiert und u. a. anhand der Skalen des *EBQ-Instruments* zur Einschätzung der Beziehungsqualität ausgewertet (Schumacher et al. 2011). Es zeigte sich ein gesteigertes Wohlbefinden bei den Klienten mit Demenz und qualitativ ließ sich ein Rückgang herausfordernder Verhaltensweisen feststellen. Die meisten Teilnehmenden waren recht offen für Neues und probierten gern etwas aus, z. B. beim Improvisieren auf ihnen vorher unbekannten Musikinstrumenten. Vom Spiel ihrer Mutter mit der *Ocean Drum* (▶ Kap. 9.1), einem in der Musiktherapie häufig verwendeten perkussiven Instrument (hier als Meeresrassel bezeichnet), erzählt die Tochter (Auch-Johannes 2020, S. 292 f.):

> »Dieses Bild habe ich noch vor Augen. Wie sie mit der Meeresrassel umgegangen ist und wie sie die gehalten hat – und dann wie anmutig ihre Bewegung dabei war. Das fand ich sehr faszinierend. Das war ein neuer Aspekt an ihr, weil mein Vater zwar Klavier gespielt hat, aber ansonsten Musik, Musikinstrumente und Kunst nie ein Thema in der Familie gewesen sind. [...] So etwas gab es bei uns nicht, und dann meine Mutter mit der Meeresrassel und dieser Bewegung zu sehen – vielleicht hat sie früher als Kind Gymnastikunterricht gehabt, wo man so Tambourin geschwungen hat. Es war sehr schön, diese völlig andere und neue Seite meiner Mutter zu sehen. Dieser Anblick hat mich wirklich berührt. Ich habe da wahrgenommen, dass es so vieles an meiner Mutter gibt, was ich noch gar nicht kenne.«

Durch gezielte musiktherapeutische Beziehungsarbeit konnten die demenziell Erkrankten emotional erreicht und ihre Beziehungsentwicklung im Laufe des Projekts gefördert werden. Der Sohn einer Teilnehmerin schildert es im Abschlussgespräch auf diese Weise (Auch-Johannes 2020, S. 302):

> »Dort, wo sich meine Mutter ein Stück weit geöffnet hat, habe ich das Gefühl einer persönlichen Entlastung gehabt. Ich weiß, dass meine Mutter in der einen Stunde, in der Sie nur für sie da waren, in eine irgendwie hilfreiche Umgebung eingetaucht ist, [...]. [...] Ich glaube, dass das eine Jahr mit Ihnen einfach gut und nützlich für sie war: diese

> emotionale Öffnung. [...] Durch die Musiktherapie habe ich einen anderen Zugang zu mir selbst und zu meiner Mutter gefunden. Ich erlebe meine Mutter weicher – viel weicher noch als vor einem Jahr.«

Parallel wurde in dem Projekt eine *psychometrische*, d.h. mit quantitativen Messungen arbeitende, Begleitstudie durchgeführt, in der erstmalig in der demenzbezogenen Musiktherapieforschung ein neuartiges methodisches Verfahren zum Einsatz kam: die *Zeitreihenanalyse.* Als Zeitreihen werden Abfolgen von Daten bzw. Messwerten bezeichnet, die in bestimmten zeitlichen Abständen oder Zeitintervallen systematisch erfasst werden. Diese Methode findet breite Anwendung beispielweise in der Finanzmathematik und Meteorologie und so werden viele – ohne es vielleicht zu wissen – Zeitreihen kennen, z.B. als Börsenkurse und Wetterprognosen. Die Zeitreihenanalyse erlaubt die Untersuchung von Prozessverläufen und Trends ebenso wie die vergleichende Analyse von Einzelfällen und Interventionseffekten in sehr kleinen Stichproben (Schmitz et al. 2009). Bei der vorliegenden Studie wurden die Videos der Therapiesitzungen mittels Zeitreihenanalyse ausgewertet und zwar hinsichtlich musiktherapeutischer Effekte auf Kommunikationsverhalten und emotionales Wohlbefinden der Teilnehmenden mit Demenz. Als Kontrollbedingung zur Musiktherapie dienten Situationen mit einfachen sprachlichen Interaktionen, gänzlich ohne Musik. Zur quantitativen Einschätzung der Kommunikation – insbesondere der nonverbalen – und des Wohlbefindens kamen spezielle Rating-Skalen zum Einsatz, die anhand von vielen Einzelbeobachtungen eine sehr detaillierte Bewertung erlauben: *CODEM* (*COmmunication behavior in DEMentia*) (Kuemmel et al. 2014) und *PRS* (*Positive Response Schedule*) (Perrin 1997) (▶ Abb. 6). Beim Vergleich zu rein verbalkommunikativen Situationen konnten während der Einzelmusiktherapie signifikante Verbesserungen im Ausdrucks- und Kommunikationsverhalten sowie im emotionalen Wohlbefinden der Menschen mit fortgeschrittener Demenz nachgewiesen werden (Schall et al. 2015).

Eine Besonderheit von »Klangbrücken« lag des Weiteren in dem Angebot einer monatlichen Angehörigengruppe. Dort fand neben Gesprächen mit anderen Betroffenen ein von der Musiktherapeutin angeleitetes Kommunikationstraining mit musikalischen Mitteln statt. Das Ganze sollte in einer geschützten und vertrauensvollen Atmosphäre Hilfestel-

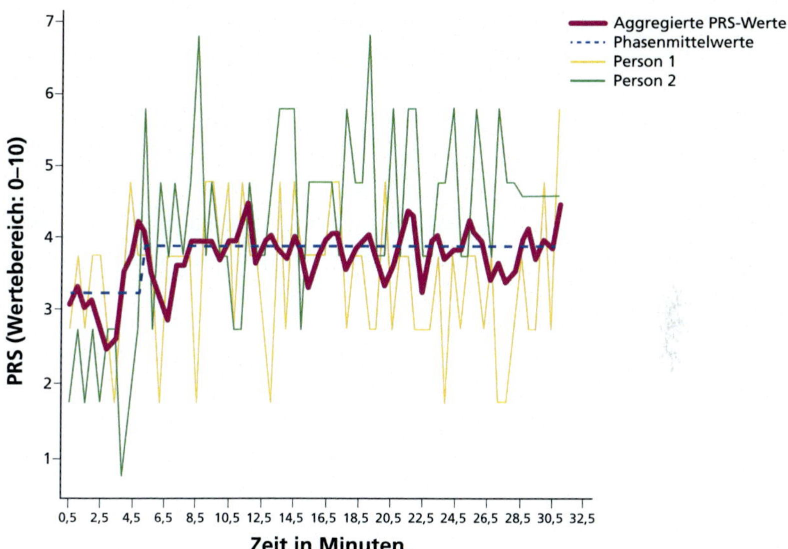

Abb. 6: Exemplarische Zeitreihenverläufe für das emotionale Wohlbefinden von Menschen mit Demenz während einer Musiktherapiesitzung
PRS = Positive Response Schedule

lungen zur Alltagsbewältigung sowie psychische Entlastung bieten und den Angehörigen letztlich eine positivere Sicht auf die Erkrankten und ihre Betreuungssituation ermöglichen. Zusätzlich konnten sie neue musikalische Zugangswege lernen und erproben, um mit ihren Menschen mit Demenz nonverbal zu kommunizieren. In den abschließenden Interviews zeigte sich, dass dieses Unterstützungsangebot rundum positiv angenommen wurde; die Angehörigen konnten sich in der Gruppe verbal wie musikalisch austauschen und dabei Entspannung und Entlastung erfahren. Teils wurde sogar die Beziehung zu den erkrankten Familienmitgliedern verbessert, wie hier ausgewählte Zitate verdeutlichen (Auch-Johannes 2020, S. 288 ff.):

> »Der Musikteil hat mir auch gut gefallen. Da konnte ich mal so richtig meinen Frust loswerden beim Trommeln. [...] Es haben sich nicht gleich alle getraut, loszulegen. [...] Später kamen aber richtig schön

Spaß und Freude. Ich habe dann so richtig voll Power losgelegt. Die Zeit bis dahin habe ich gebraucht, um meine Hemmungen loszuwerden.«

»In der Angehörigengruppe haben wir auch verschiedene musikalische Aufgaben gemacht, z.B. Freude und Trauer zu spielen. Einer oder mehrere haben gespielt und wir anderen sollten auf einen Zettel schreiben, was man gefühlt hat, Freude, Trauer, Disharmonie oder sonst etwas. [...] Für mich war es eine Stunde Entspannung und Loslassen.«

»Die große Tischtrommel war toll! Das ist was Schönes. Vor allen Dingen, dass wir da alle so zusammengespielt haben; zum Schluss hatten wir alle denselben Takt gehabt. Alles fremde Leute, und trotzdem haben wir uns irgendwo getroffen, [...]. Durch die vielen Gespräche mit den anderen Angehörigen habe ich Tipps erhalten, die ich schon beherzigt habe. Er [der Ehemann] kann sich nicht ändern, aber ich habe mich geändert. Ich nehme ihn jetzt so, wie er ist.«

»Besonders viel Spaß hatte ich einfach am Krach machen. [...] war es mir persönlich immer noch danach, einfach meinem Herzen Luft zu machen. Ich war an diesem Abend so stolz darauf, dass ich meine Gefühle so rauslassen konnte auf der Steel Drum. Diese Töne auf dem Instrument waren tief, auch laut, aber so beruhigend, befriedigend, ja, innerlich beruhigend.«

»Unter den Teilnehmern hat es auf jeden Fall eine musikalische Entwicklung gegeben: Am Anfang waren die meisten noch ziemlich vorsichtig und hatten ja noch nie so ein Instrument gespielt, dann haben sie sich am Schluss viel mehr getraut als vorher. Auch überhaupt sich auszudrücken und in einen musikalischen Dialog zu gehen. [...] Ich glaube, das hat den anderen genauso Spaß gemacht und ein bisschen Lebensfreude geweckt [...].«

Ein Chor für Menschen mit Demenz

Ein Pilotprojekt des Arbeitsbereichs Altersmedizin (Institut für Allgemeinmedizin) an der Goethe-Universität Frankfurt widmete sich dem Chorsingen als einer komplexen psychosozialen Intervention bei Demenz. Das Ganze war eingebettet in die fünfteilige ZDF-Produktion »Unvergesslich: Unser Chor für Menschen mit Demenz« mit der bekannten Schauspielerin Annette Frier als Gastgeberin und Moderatorin. Über einen Zeitraum von mehreren Monaten trafen sich 19 demenziell leicht bis mittelschwer erkrankte Teilnehmende zu wöchentlichen Chorproben in Köln (▶ Abb. 7). Gesungen wurden dabei größtenteils altbekannte Volkslieder und Schlager (z. B. »Hoch auf dem gelben Wagen« oder »Immer wieder geht die Sonne auf«, vgl. dazu ▶ Kap. 9.2), wobei einige Lieder, die besonders beliebt waren, für ein geplantes Abschlusskonzert ausgewählt und entsprechend häufiger geprobt wurden. Begleitet vom Kölner Kammerorchester erklang dieses Programm schließlich kurz nach der Corona-Pandemie in der Kölner Philharmonie.

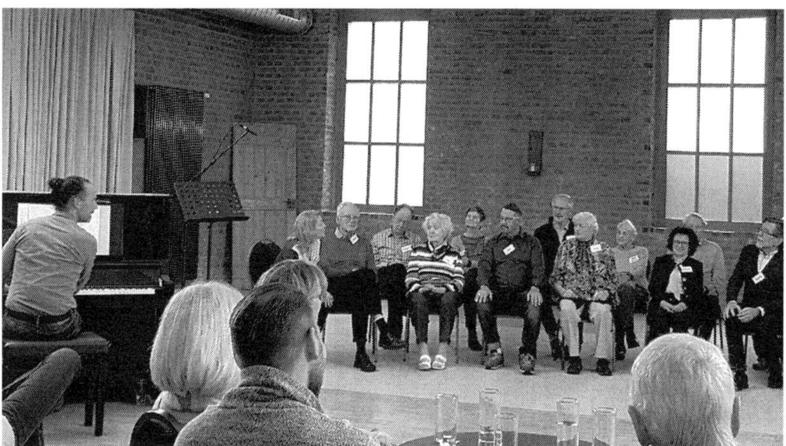

Abb. 7: Eine Probe des aus Menschen mit Demenz bestehenden Chores (Foto: Arthur Schall)

Zweck der wissenschaftlichen Begleitstudie war die Untersuchung von psychosozialen und physiologischen Auswirkungen des regelmäßigen

Chorsingens auf die Erkrankten und ihre betreuenden Angehörigen, wobei Letztere nur als Zuschauende bei den Proben anwesend waren. Sowohl jede einzelne Chorprobe als auch die gesamte chorbasierte Intervention wurden dabei evaluiert. Zentrale Zielgrößen waren emotionaler Status und Wohlbefinden, Depressivität, stressbezogene Parameter, demenzspezifische Verhaltens- und Kommunikationsproblematiken sowie subjektiv beurteilte Lebensqualität.

Die Studienergebnisse belegen bei Menschen mit Demenz u.a. eine signifikante Steigerung des emotionalen Wohlbefindens nach den Chorproben ebenso wie eine signifikante Reduktion des Stresslevels, welches über die Analysen des Cortisolspiegels im Speichel bestimmt wurde. Diese messbaren Befunde konnten zusätzlich durch Beobachtungsbögen zu Verhalten und Befindlichkeit gestützt werden, die von den familiären Bezugspersonen während der Chorproben und danach ausgefüllt wurden (Dawudi et al. 2024). Zudem zeigte sich durch die Teilnahme am Projekt eine Stabilisierung in der von Menschen mit Demenz selbst vorgenommenen Einschätzung der Lebensqualität und darüber hinaus eine statistisch relevante Abnahme der depressiven Symptomatik bei begleitenden Angehörigen. Insgesamt fand das Chorprojekt sehr positiven Anklang bei allen Beteiligten, was einige O-Töne an dieser Stelle exemplarisch demonstrieren mögen:

> »Mein Mann war vorher sehr lustlos und unzufrieden, oft auch gereizt, manchmal sogar aggressiv. Durch die Chorteilnahme hat sich diese Stimmungslage deutlich verbessert.«

> »Sie [Ehefrau] war nach der Chorprobe etwas erschöpft, aber glücklich und hat noch lange danach über das Erlebte gesprochen.«

> »Mit Sicherheit kann ich sagen, dass meiner Mutter dieses Projekt unfassbar gut gefallen und letztlich sehr gut getan hat. Sie hatte von Mal zu Mal mehr Freude am Singen, an der Gemeinschaft etc., was man ihr, glaube ich, sehr deutlich angemerkt hat.«

Abgesehen vom wissenschaftlichen Erkenntnisgewinn informierte das als Beispiel für herausragende Gesundheitskommunikation mit dem *Health*

Media Award ausgezeichnete TV-Format eine breitere Öffentlichkeit über die positiven Effekte des aktiven Musizierens und rückte das Thema der soziokulturellen Teilhabe von Menschen mit Demenz weiter in den gesellschaftlichen Fokus. Die Chorproben wurden nach dem Abschluss des Forschungsprojekts konstant fortgeführt und dank der finanziellen Unterstützung einer Stiftung konnte das Weiterbestehen des Chores bis heute gesichert werden.

Interaktive Konzerte für Menschen mit Demenz und ihre Angehörigen

Im aktuell laufenden Kooperationsprojekt des Arbeitsbereichs Altersmedizin der Goethe-Universität Frankfurt mit der Kronberg Academy wurde ein innovatives musikbasiertes Interventionsangebot in Form interaktiver Gesprächskonzerte für häuslich betreute Menschen mit Demenz und deren familiäre Bezugspersonen entwickelt und wird auf seine Effekte hin wissenschaftlich untersucht. Dabei gehen die Forscher den Auswirkungen dieser Gesprächskonzerte auf emotionales Wohlbefinden, Stimmung und bestimmte Aspekte der Lebensqualität der Teilnehmenden ebenso nach wie auf das kommunikative Verhalten und die Beziehung zu den begleitenden Angehörigen. Zugleich interessieren auch die emotionale Befindlichkeit, das Belastungsniveau und die Einschätzung subjektiver Lebensqualität seitens der Angehörigen, da sich bei ihnen durch die Betreuung der Erkrankten häufig Burn-out- und depressive Symptomatiken zeigen (▶ Kap. 3). Des Weiteren werden mittels teilnehmender Beobachtung während der Konzerte zusätzliche qualitative Daten zum Verhalten und Erleben der Besucher gesammelt.

Alle Gesprächskonzerte finden in Kleingruppen aus sieben oder acht Menschen mit leichter bis mittelgradiger Demenz und je einer Begleitperson in den Konzerträumlichkeiten der Kronberg Academy statt. Dafür werden nach bestimmten Kriterien, wie Dauer, lebensthematischer Bezug und Stilistik, ca. 30-minütige kammermusikalische Programme (z. B. für Violoncello und Klavier) zusammengestellt, welche von den zuvor in Umgang und Kommunikation mit demenzbetroffenen Menschen von den Projektmitarbeitern geschulten jungen Musikern in einfacher Sprache moderiert und vermittelt werden (▶ Abb. 8). Die Teilnehmenden können ganz unmittelbar ins Musikgeschehen eintauchen, sich aktiv verbal wie nonverbal beteiligen und sich mit den anderen über das Gehörte austauschen. Hinsichtlich Thematik ist für solche Gesprächskonzerte eine große Bandbreite denkbar, z. B. »Eine Märchenreise« oder »Die Welt der Tänze«. So werden neben kurzen programmatischen Charakterstücken, die sich gut eignen, um die Fantasie anzuregen und Assoziationen bzw. Erinnerungen zu wecken, auch populäre »Klassik-Hits« ausgewählt (z. B. das Wiegenlied von Brahms, vgl. ▶ Kap. 9.2), die vielen bekannt sein dürften und sogar zum Mitsummen oder Singen animieren könnten. Jegliche Äußerungen und Reaktionen sind im Konzert nämlich erlaubt und willkommen. Die Musikvermittlung geht vor allem über emotionale Zugänge und Elemente biografischer Arbeit, wobei die interaktive Moderation und die zwischen den einzelnen Stücken stattfindenden reflektierenden Gespräche ebenfalls etwa 30 Minuten in Anspruch nehmen, sodass sich daraus eine ca. einstündige Gesamtdauer ergibt. Als Vergleichs- und Kontrollbedingung dienen klassische Konzerte, bei denen Menschen mit Demenz und ihre Bezugspersonen neben einer Vielzahl anderer Konzertbesucher lediglich im Publikum sitzen, also ohne spezielle sozial-kommunikative Interaktionen.

Wie zuvor bereits erwähnt, ist das Projekt zum Zeitpunkt der Veröffentlichung dieses Ratgebers mitten in der Durchführungsphase: Weitere Konzerte sind geplant und weder die Erhebung der Daten noch deren Aufbereitung oder Auswertung sind bereits abgeschlossen. Erste Rückmeldungen aus den Abschlussdiskussionen mit bisherigen Teilnehmern offenbaren aber die überaus positive Resonanz, auf die das Interventionskonzept stößt. Sie zeigen zudem die Bedeutsamkeit der zentralen Idee hinter dem gesamten Projekt, der Wiedereinbezug dieser vulnerablen Bevölkerungsgruppen in den gesellschaftlichen und soziokulturellen Kontext:

> »Das Gesprächskonzert war etwas ganz Besonderes! Die Beteiligung ging quer durch. Man war Teil des Ganzen, es gab einen Zusammenhalt.«

> »Regelmäßige Konzerte wären schön, mindestens einmal im Monat.«

»Es ist nicht leicht, neue soziale Kontakte zu knüpfen – so ein Konzert kann dabei hilfreich sein. Ich empfehle die Konzerte gerne weiter. Auch andere Menschen sollten unbedingt daran teilnehmen!«

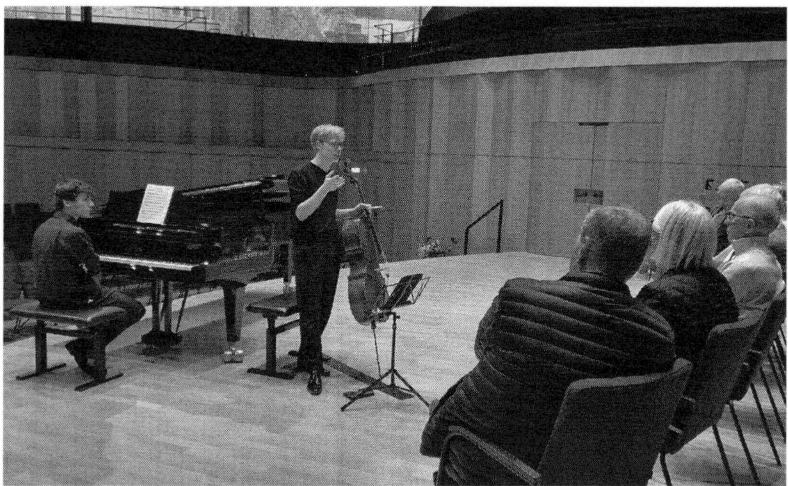

Abb. 8: Interaktives Gesprächskonzert für Menschen mit Demenz und ihre Angehörigen (Foto: Arthur Schall)

Literatur

Altenmüller E (2018) Vom Neandertal in die Philharmonie – Warum der Menschen ohne Musik nicht leben kann. Berlin: Springer.

Auch-Johannes I (2020) Klangbrücken. Beziehungsentwicklung bei Menschen mit Demenz und ihren pflegenden Angehörigen durch ambulante Musiktherapie. Dissertation. (https://ediss.sub.uni-hamburg.de/handle/ediss/8642, Zugriff am 07.10.2024).

Biasutti M, Mangiacotti A (2021) Music training improves depressed mood symptoms in elderly people: A randomized controlled trial. Int J Aging Hum Dev 92(1): 115–133.

D'Aniello GE, Cammisuli DM, Cattaneo A et al. (2021) Effect of a music therapy intervention using Gerdner and colleagues' protocol for caregivers and elderly patients with dementia: A single-blind randomized controlled study. J Pers Med 11: 455.

Dawudi M, Schall A, Tesky VA et al. (2024) The psychosocial and physiological effects of choir-singing in people with dementia: A pilot study. GeroPsych 37(1): 3–13.

de Witte M, Spruit A, van Hooren S, Moonen X et al. (2020) Effects of music interventions on stress-related outcomes: A systematic review and two meta-analyses. Health Psychol Rev 14(2): 294–324.

Decker-Voigt H-H (Hrsg.) (2010) Schulen der Musiktherapie. E-Book. München, Basel: Ernst Reinhardt Verlag.

Dimitriou T-D, Verykouki E, Papatriantafyllou J et al. (2020) Non-pharmacological interventions for the anxiety in patients with dementia. A cross-over randomised controlled trial. Behav Brain Res 390: 112617.

DMtG (Deutsche Musiktherapeutische Gesellschaft) (Hrsg.) (1998/2010) Kasseler Thesen zur Musiktherapie. (https://www.musiktherapie.de/wp-content/uploads/2019/07/Kasseler-Thesen-zur-Musiktherapie.pdf, Zugriff am 07.10.2024).

Fischer C, Glanzmann PG (2016) Psychologisch fundierte Musiktherapie bei Menschen mit Demenz. In: Kollak I (Hrsg.) Menschen mit Demenz durch Kunst und Kreativität aktivieren. Eine Anleitung für Pflege- und Betreuungspersonen. Berlin: Springer, S. 69–92.

Grünenwald E-M (2020) Singen in der Musiktherapie mit alten Menschen. In: Schmidt HU, Stegemann T, Spitzer C (Hrsg.) Musiktherapie bei psychischen und psychosomatischen Störungen. 1. Aufl. München: Elsevier. S. 40–43.

Han E, Park J, Kim H et al. (2020) Cognitive intervention with musical stimuli using digital devices on mild cognitive impairment: A pilot study. Healthcare 8(1): 45.

Hillecke T, Wilker FW (2007) Ein heuristisches Wirkfaktorenmodell der Musiktherapie. Verhaltenstherapie und Verhaltensmedizin 28: 62–85.

Holmes C, Knights A, Dean C et al. (2006) Keep music live: music and the alleviation of apathy in dementia subjects. Int Psychogeriatr 18(4): 623–630.

Horden P (Hrsg.) (2000) Music as medicine: the history of music therapy since antiquity. Aldershot: Ashgate.

Jacobsen JH, Stelzer J, Fritz TH et al. (2015) Why musical memory can be preserved in advanced Alzheimer's disease. Brain 138(Pt 8): 2438–2450.

Koch K, Reuschenbach B (Hrsg.) (2021) Konzerte für Menschen mit Demenz. Grundlagen, Durchführung, Erfahrungen. Stuttgart: Kohlhammer.

Kuemmel A, Haberstroh J, Pantel J (2014) CODEM instrument: Developing a tool to assess communication behavior in dementia. GeroPsych 27(1): 23–31.

Leggieri M, Thaut MH, Fornazzari L et al. (2019) Music intervention approaches for Alzheimer's disease: A review of the literature. Front Neurosci 13: 132.

McDermott O, Crellin N, Ridder HM et al. (2013) Music therapy in dementia: a narrative synthesis systematic review. Int J Geriatr Psychiatry 28(8): 781–794.

Mittelman MS, Papayannopoulou PM (2018) The unforgettables: A chorus for people with dementia with their family members and friends. Int Psychogeriatr, 30(6): 779–789.

Miyazaki A, Mori H (2020) Frequent karaoke training improves frontal executive cognitive skills, tongue pressure, and respiratory function in elderly people: Pilot study from a randomized controlled trial. Int J Environ Res Public Health 17: 1459.

Miyazaki A, Okuyama T, Mori H et al. (2020) Drum communication program intervention in older adults with cognitive impairment and dementia at nursing home: Preliminary evidence from pilot randomized controlled trial. Front Aging Neurosci 12: 142.

Moreno-Morales C, Calero R, Moreno-Morales P et al. (2020) Music therapy in the treatment of dementia: A systematic review and meta-analysis. Front Med 19(7): 160.

Muthesius D (2020) Musiktherapie (bei Demenz). In: Schmidt HU, Stegemann T, Spitzer C (Hrsg.) Musiktherapie bei psychischen und psychosomatischen Störungen. 1. Aufl. München: Elsevier. S. 124–128.

Pantel J, Schall A (2019) Nicht pharmakologische und psychosoziale Therapien: Was sonst noch hilft. In: Horneber M, Püllen R, Hübner J. (Hrsg.) Das demenzsensible Krankenhaus. Grundlagen und Praxis einer patientenorientierten Betreuung und Versorgung. Stuttgart: Kohlhammer, S. 276–291.

Pedersen SKA, Andersen PN, Lugo RG et al. (2017) Effects of music on agitation in dementia: A meta-analysis. Front Psychol, 16(8): 742.

Perrin T (1997) The Positive Response Schedule for severe dementia. Aging Ment Health 1: 184–191.

Pešek U (2007) Musiktherapiewirkung – eine Meta-Analyse. Musiktherapeutische Umschau 28: 110–135.

Raglio A, Bellelli G, Traficante D et al. (2008) Efficacy of music therapy in the treatment of behavioral and psychiatric symptoms of dementia. Alzheimer Dis Assoc Disord 22(2): 158–162.

Riedl H, Schmidt HU, Smetana M et al. (2020) Forschung in der Musiktherapie. In: Schmidt HU, Stegemann T, Spitzer C (Hrsg.) Musiktherapie bei psychischen und psychosomatischen Störungen. 1. Aufl. München: Elsevier. S. 81–90.

Särkämö T, Laitinen S, Numminen A et al. (2016) Pattern of emotional benefits induced by regular singing and music listening in dementia. J Am Geriatr Soc, 64(2): 439–440.

Schall A, Haberstroh J, Pantel J (2015) Time series analysis of individual music therapy in dementia: Effects on communication behavior and emotional well-being. GeroPsych 28(3): 113–122.

Schmitt B, Frölich L (2007) Kreative Therapieansätze in der Behandlung von Demenzen – eine systematische Übersicht. Fortschritt Neuro Psychiat, 75: 699–707.

Schmitz B, Löb M, Perels F (2009) Zeitreihenanalysen. In: Holling H (Hrsg.) Grundlagen und statistische Methoden der Evaluationsforschung, Enzyklopädie der Psychologie: Evaluation, Bd. 1. Göttingen: Hogrefe, S. 565–606.

Schumacher K, Calvet C, Reimer S (2011) Das EBQ-Instrument und seine entwicklungspsychologischen Grundlagen. Göttingen: Vandenhoeck & Ruprecht.

Stegemann T (2020) Methoden der Musiktherapie. In: Schmidt HU, Stegemann T, Spitzer C (Hrsg.) Musiktherapie bei psychischen und psychosomatischen Störungen. 1. Aufl. München: Elsevier. S. 33–52.

Ting B, Chen DT-L, Hsu W-T et al. (2023) Does music intervention improve anxiety in dementia patients? A systematic review and meta-analysis of randomized controlled trials. J Clin Med 12(17): 5497.

Ting B, Chen DT-L, Hsu W-T et al. (2024) Multifaceted music therapy for depression in dementia: A network meta-analysis of randomized controlled trials. Eur J Investig Health Psychol Educ 14(2): 351–367.

Trost W, Trevor C, Fernandez N et al. (2024) Live music stimulates the affective brain and emotionally entrains listeners in real time. Proc Natl Acad Sci U S A 121(10): e2316306121.

Ueda T, Suzukamo Y, Sato M et al. (2013) Effects of music therapy on behavioral and psychological symptoms of dementia: A systematic review and meta-analysis. Ageing Res Rev 12: 628–641.

van der Steen JT, Smaling HJ, van der Wouden JC et al. (2018) Music-based therapeutic interventions for people with dementia. Cochrane Database Syst Rev 7(7): CD003477.

Weymann E (2020) Das Medium Musik. In: Schmidt HU, Stegemann T, Spitzer C (Hrsg.) Musiktherapie bei psychischen und psychosomatischen Störungen. 1. Aufl. München: Elsevier. S. 27–31

Wormit A, Hillecke T, von Moreau D et al. (2020) Musiktherapie in der geriatrischen Pflege. Ein Praxisleitfaden. München: Ernst Reinhardt Verlag.

Xue B, Meng X, Liu Q et al. (2023) The effect of receptive music therapy on older adults with mild cognitive impairment and depression: a randomized controlled trial. Sci Rep 13, 22159.

6 Einsatz von Kunst bei Demenz

6.1 Kunsttherapie und kunstbasierte Interventionen

Allgemein werden unter dem Überbegriff *Kunsttherapie* psychotherapeutisch orientierte Verfahren zusammengefasst, die kreative Prozesse im Rahmen künstlerischer Arbeit zur Förderung der emotionalen, mentalen und physischen Gesundheit einsetzen. Bildnerische Medien und verschiedene Kunstformen, wie z. B. Malerei, Zeichnung, Skulptur, fungieren als Ausdrucks- und Kommunikationsmittel und werden somit zum Gegenstand sozialer und emotionaler Interaktionen zwischen Klienten bzw. Patienten und Therapeuten (Schuster 2014). Künstlerisch-kreatives Arbeiten und Kunstwerke dienen dabei als Werkzeuge zur Selbstreflexion und können einen Beitrag leisten, um Einblicke in die innere Welt der beteiligten Individuen zu gewinnen: »Durch maltherapeutische Angebote ermöglichen wir den Menschen, einen Ausdruck ihres Selbst zu finden, eine Art der Kommunikation, ein Sich-Mitteilen. Wenn Ältere und Demenzkranke sich mitteilen und kommunizieren, werden sie wieder Teil des Ganzen – sie gehören dazu.« (Lutzeyer 2016, S. 8). Ähnlich der Musiktherapie (▶ Kap. 5.1) hat sich im historischen Verlauf eine ganze Reihe kunsttherapeutischer Richtungen entwickelt, deren Herkunft sich aus der jeweiligen Bezeichnung ableiten lässt und die in ihrer Gesamtheit die Vielfalt der Kunsttherapielandschaft repräsentieren. So finden sich hier u. a. kunstpsychologische, kunstpädagogische, ergotherapeutische, heilpädagogische und tiefenpsychologische Ansätze (vgl. Schuster 2014). Zusätzlich zu den Schwierigkeiten bei einer richtungsübergreifenden Kunsttherapie-Definition begegnet man in der Fachliteratur dem Begriff der *kunstbasierten Intervention*, der zunächst lediglich impliziert, dass Kunst in irgendeiner Form innerhalb einer psychosozialen Intervention einbezogen wird. Von einer kunstbasierten Intervention ist vor allem dann die Rede, wenn keine Kunsttherapie im strengeren Sinne durchgeführt wird, sondern nur bestimmte kunsttherapeutische bzw. künstlerische Elemente eine bedeutsame interventionelle Rolle spielen. Verständlicherweise führt diese Fülle an Bezeichnungen auch zu Problemen bei der Vergleichbarkeit von Studien und der Verallgemeinerbarkeit (oder fachsprachlich *Generalisierbarkeit*) der Effekte.

Wie aber unterdessen zahlreiche praktische Erfahrungen aus der Betreuung von Menschen mit Demenz zeigen und in wissenschaftlichen Untersuchungen immer mehr Bestätigung finden (► Kap. 6.2), können professionell durchgeführte Kunsttherapiemaßnahmen viele positive Auswirkungen haben. Dies gilt jedoch gleichermaßen bereits für einzelne, in Versorgungsroutinen integrierte kunstbasierte Aktivitäten. Denn künstlerische Betätigung als ressourcenorientierter Interventionsansatz bietet neben kreativer Anregung und Entfaltung einzigartige nonverbale und emotionale Ausdrucksmöglichkeiten und kann im Betreuungsalltag unterstützend eingesetzt werden, um Wohlbefinden zu fördern und selbstwertstärkende Erfahrungen zu schaffen (Schuster 2014). Bei der Wahl geeigneter Kunstaktivitäten sollten in jedem Fall individuelle Vorlieben und noch vorhandene Fähigkeiten der demenzbetroffenen Menschen als Orientierung dienen.

Malen und Zeichnen (z. B. mit Buntstiften, Wasserfarben oder Kreiden, ► Kap. 9.3) können als regelmäßige Freizeitbeschäftigung je nach Kontext eine beruhigende oder im Gegenteil aktivierende Wirkung haben, zudem Erinnerungen an aus dem Alltag Vertrautes wecken und die Feinmotorik trainieren. Ähnliches gilt für das Arbeiten und Modellieren mit Ton oder anderen formbaren Materialien. Hierbei kommt dem taktilen Erleben eine besondere Rolle zu, was unter Umständen ganz neue sensorische Erfahrungen bietet. In diesem Zusammenhang kann ebenso die gleichzeitige Ansprache mehrerer Sinnesebenen ausprobiert werden (*multisensorische Aktivitäten* und Stimulation), z. B. die Betrachtung von Kunstwerken und das Berühren und Ertasten bestimmter Strukturen und Texturen oder selbstständiges künstlerisches Arbeiten und dazu das Hören von eigens ausgewählter, zur jeweiligen Stimmung passender Musik (Lutzeyer 2016).

Einfache kreative Tätigkeiten wie Basteln oder Handarbeiten können sinnstiftend wirken und das Gefühl vermitteln, etwas Nützliches geleistet zu haben. Außerdem wird dabei ebenfalls an verbliebene Ressourcen angeknüpft (lebensthematische Gedächtnisinhalte, motorische Fertigkeiten) und diese gefördert (vgl. Ganß 2013). Das gemeinsame Betrachten, Ordnen und Sortieren von Fotos aus verschiedenen Lebensphasen oder das Erstellen entsprechender Erinnerungsalben gehören ebenso zum Kreis kreativer Aktivitäten und können das Gedächtnis stimulieren und verbale wie nonverbale Kommunikation anregen. Persönliche Erlebnisse und Geschichten, die hier unter Umständen zur Sprache kommen, bringen Menschen mit Demenz der eigenen Biografie wieder näher und helfen, ein Stück ihrer Identität zu bewahren.

Schließlich können gerade kunstbasierte soziokulturelle Unternehmungen wie gemeinsame Ausstellungs- und Museumsbesuche ganz neue Erfahrungsräume eröffnen, für Erkrankte wie für ihre Betreuungspersonen. Denn mittlerweile bieten viele Museen und Kultureinrichtungen aus dem Gedanken der Inklusion heraus besondere Angebote (z. B. Kunstführungen oder Erlebnisgruppen) für Menschen mit Demenz an (► Kap. 6.3, ► Abb. 9).

Museen beherbergen in der Regel kulturelle Erzeugnisse, die in das kollektive Gedächtnis einer Gesellschaft Eingang finden und für die Nachwelt erhalten bleiben sollen. Zugleich gehören die Erforschung und didaktische Vermittlung des Gesammelten zum zentralen Aufgabenkreis musealer Einrichtungen, Letzteres sogar mit Blick auf Bevölkerungsgruppen mit speziellen Bedürfnissen: »Bildung, Vermittlung und Kommunikation verantworten Dialog und Austausch mit einem diversen Publikum und verschiedenen Interessengruppen der Gesellschaft. Von ihrer Qualität hängt maßgeblich ab, ob das Museum als relevanter Ort wahrgenommen wird. Ziel ist, das Museum im Sinne der sozialen Inklusion und kulturellen Teilhabe zu öffnen.« (Deutscher Museumsbund et al. 2023, S. 37). So werden auch Menschen mit Demenz durch auf sie zugeschnittene Museumsangebote wertvolle Gelegenheiten soziokultureller Einbindung offeriert, die eine Ablenkung vom defizitbelasteten Alltag schaffen. Im gemeinsamen Schauen und aktiven Erleben kultureller Artefakte werden sie selbst wieder zu einem Teil der gesamtkulturellen Erzählung.

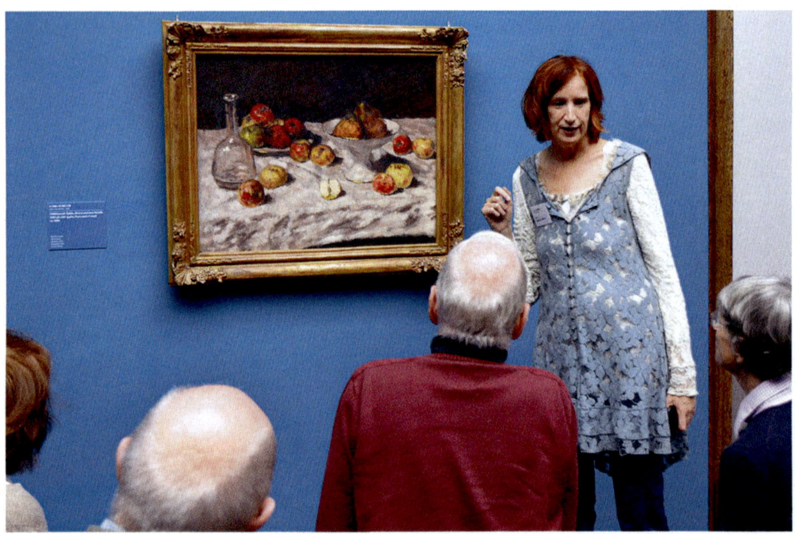

Abb. 9: Kunstführung für Menschen mit Demenz und ihre Angehörigen zum Thema »Stillleben« im Städel Museum (Gemälde: »Stillleben mit Äpfeln, Birnen und einer Karaffe« von Carl Schuch, ca. 1888, Städel Museum – bpk; Foto: Arthur Schall)

6.2 Stand der Forschung

Die Forschung zur Wirksamkeit der Kunsttherapie oder kunstbasierter Interventionsansätze bei diversen Erkrankungen wurde bis vor Kurzem im Wesentlichen eher von anekdotischer Evidenz aus Erfahrungs- und Fallberichten sowie kleinen, meist qualitativen Studien dominiert. Zusätzlich kommt das Problem hinzu, dass oftmals »nur sehr ungenau beschrieben [wird], was in einer Studie genau Kunsttherapie war« (Schuster 2014,

S. 128, ► Kap. 6.1). Die empirische Auseinandersetzung mit den medizinisch-therapeutischen Potenzialen von Kunst bei Demenz ist zudem ein relativ junges Phänomen, das nur etwa zwei Dekaden zurückreicht. In den letzten Jahren lassen sich jedoch verstärkt einige interessante internationale Untersuchungen zu den Auswirkungen von Kunst und Kunstbetätigung auf diverse psychosoziale Zielgrößen bei Menschen mit demenziellen Erkrankungen ausmachen. Bei allen Unterschieden im methodischen Design, den einbezogenen Teilnehmerstichproben oder erfassten Parametern bieten neuere Studien und systematische Analysen ermutigende Hinweise auf positive Effekte kunstbasierter Interventionen bei Demenz, allem voran im emotional-kommunikativen und lebensqualitativen Bereich (z. B. Emblad und Mukaetova-Ladinska 2021; Schall et al. 2018; Seifert 2020; Strohmaier et al. 2021; Windle et al. 2018).

Bereits 2005 haben Kinney und Rentz bei Menschen mit Demenz Steigerungen der Konzentration und des Wohlbefindens sowie vermehrte Äußerungen freudiger Emotionen während strukturierter Malsitzungen festgestellt. Dies wurde besonders deutlich im Vergleich zu den in der Tagespflegeeinrichtung sonst üblichen Freizeitaktivitäten. Andere Forscher konnten wiederum positive Einflüsse interaktiver Kunstbetrachtungen auf die Stimmung und soziale Interaktionen der Studienteilnehmenden nachweisen (Rusted et al. 2006). Auch bei wöchentlichen Galeriebesuchen in der Studie von MacPherson und Kollegen (2009) zeigten die Demenzbetroffenen mehr kommunikative Beteiligung, waren am gegenseitigen Austausch interessiert und wirkten zufriedener als gewöhnlich. Die Intervention schien sogar kurzzeitig das Gedächtnis zu stimulieren, da sich einige u. a. besser an die besprochenen Gemälde erinnern konnten. Längerfristige Effekte ließen sich jedoch nicht belegen. Menschen mit Demenz, die an vom Museumspersonal und Kunsttherapeuten angeleiteten Bildbetrachtungen mit anschließender künstlerischer Arbeit partizipierten, wiesen hinterher leichte Verbesserungen im episodischen Gedächtnis und in der Wortflüssigkeit auf, während ihre gleichermaßen an der Studie beteiligten Angehörigen von Gefühlen reduzierter Isolation, mehr Selbstvertrauen und besserer Stimmung während der Sessions berichteten (Eekelaar et al. 2012). Angesichts der sehr kleinen Stichprobe und einer fehlenden Kontrollgruppe bleiben die beschriebenen Ergebnisse jedoch in ihrer Generalisierbarkeit beschränkt.

Erhöhte Motivation und Konzentration sowie Reduktion des agitierten und aggressiven Verhaltens stellten Hammani und Khadhar (2018) in ihrer Kunsttherapiestudie mit Malworkshops für Alzheimer-Patienten fest. In einem 12-wöchigen Kunstprogramm konnten Menschen mit Demenz eine Vielzahl künstlerischer Techniken erproben, was zu signifikant gesteigertem Wohlbefinden und höheren Werten in der Fremdeinschätzung der Lebensqualität geführt hat (Windle et al. 2018). Den Effekt von Kunsttherapie auf agitiertes Verhalten bei Demenz haben Hsiao und Kollegen (2020) untersucht und mit Reminiszenz- oder Erinnerungstherapie verglichen. Dabei zeigte sich, dass Kunsttherapie sogar sechs Wochen nach der Intervention die Verhaltensmuster der Agitation noch deutlich reduzierte. In einer weiteren kleinen Pilotstudie ließen sich ebenfalls signifikant positive Auswirkungen einer kunstbasierten Intervention auf Lebensqualität und neuropsychiatrische Symptome bei Personen mit Alzheimer-Demenz demonstrieren (Savazzi et al. 2020). Darüber hinaus verbesserte sich die kognitive Leistung der Teilnehmenden. Die Autoren einer anderen Untersuchung fanden hingegen keine signifikanten Auswirkungen auf die Kognition von Demenzpatienten nach einem achtwöchigen Kunsttraining (Johnson et al. 2020). Dennoch unterstreichen sie die aktivierenden und sozialbildenden Prozesse, die durch solche Angebote in Gang gesetzt werden könnten, und empfehlen Kunstinterventionen als kosten- und ressourcensparende psychosoziale Maßnahmen bei Demenz.

Yu und Kollegen (2021) zeigten in ihrer kontrollierten Studie, dass Kunsttherapie bei Menschen mit leichten kognitiven Einschränkungen zu Steigerungen in kognitiven Tests führt und sich diese Effekte auch im Gehirn nachweisen lassen. Verglichen mit einer Kontrollgruppe wurde bei Kunsttherapieteilnehmern ein Zuwachs an kortikaler Dicke im sog. medialen Frontallappen beobachtet, der u.a. bei Prozessen des Arbeitsgedächtnisses und der Bildung der Persönlichkeit involviert ist. Diese Ergebnisse geben Hinweise auf neuroplastische Potenziale der Beschäftigung mit Kunst, also die Entstehung neuer Gehirnzellen und synaptischer Verbindungen *(neuronale Plastizität)*. An einer eher selten untersuchten Stichprobe von älteren Menschen mit Analphabetismus und leichten kognitiven Einschränkungen konnte darüber hinaus demonstriert werden, dass Kunsttherapie unabhängig vom Grad der formalen Bildung zu signifikant positiven Auswirkungen auf kognitive Fähigkeiten beitragen kann (Masika et al. 2021). Zudem wurde eine ebenfalls signifikante Reduktion depressiver Symptomatik festgestellt.

Während klassische kunsttherapeutische Angebote bisher vornehmlich ambulant bzw. in psychosomatischen Kliniken und Pflegeeinrichtungen stattgefunden haben, ist in jüngster Zeit sowohl international als auch zunehmend national eine Entwicklung zu beobachten, bei der öffentliche Kulturinstitutionen wie Museen und Kunstgalerien als Anbieter von Programmen auftreten, in denen kulturelle Bildung im weitesten Sinne mit Gesundheitsförderung verknüpft wird. Hierbei wird versucht, spezifisch auf bestimmte vulnerable Zielgruppen und deren Bedürfnisse zugeschnittene Interventionsmaßnahmen zu generieren, primär mit dem Bestreben der Förderung von soziokultureller Teilhabe, Lebensqualität und Wohlbefinden der Teilnehmenden (vgl. Adams et al. 2022).

Die Angebotspalette reicht von begleiteten Museumsbesuchen über interaktive Objektbetrachtungen bis hin zu eigenen künstlerisch-kreativen Aktivitäten, wobei die Realisierungsmodalitäten je nach Ausrichtung und Ressourcen der jeweiligen Institutionen verständlicherweise sehr stark variieren (z. B. Camic et al. 2019; Hendriks et al. 2019; Schall et al. 2018). Für den Einsatz bei demenziellen Erkrankungen werden als zentrale Wirkfaktoren neben der Visualisierung und Verarbeitung von Gefühlen insbesondere diverse Möglichkeiten biografischer Arbeit ebenso wie die Aktivierung bestehender Ressourcen hervorgehoben (Pantel und Schall 2022). So vielfältig sich das Spektrum solcher museumsbasierten Programme darstellt, so heterogen und bislang recht überschaubar ist das Feld evaluativer Studien in diesem Kontext.

Das vielleicht bekannteste und einflussreichste internationale Beispiel für eine erfolgreiche Implementierung und wissenschaftliche Evaluation einer für Menschen mit Demenz entwickelten Kunstvermittlung im musealen Raum ist das 2007 initiierte Projekt »Meet me at MoMA« am New Yorker Museum of Modern Art. Dessen Ziel, den Teilnehmenden einen unmittelbaren Zugang zum interaktiven Kunsterlebnis zu offerieren, wurde in Form angeleiteter Museumsführungen in Kleingruppen realisiert, bei denen Kunstwerke betrachtet und diskutiert wurden. In der hierzu durchgeführten Evaluationsstudie von Rosenberg (2009) zeigten sich bei Museumsbesuchern mit leichter Demenz u. a. positive Veränderungen im Selbstwertgefühl, signifikante Verbesserungen in Stimmung und situativem Wohlbefinden sowie eine Stärkung der Beziehung zu den Begleitpersonen. Ein weiteres Ergebnis war, dass die interaktiven Kunstbetrachtungen bei vielen Beteiligten die Lust am eigenen künstlerischen Tun geweckt hatten, weswegen selbstständige kreative Arbeit zu einem integralen Bestandteil späterer Museumsbesuche wurde.

Beginnend mit diesem ersten richtungsweisenden MoMA-Projekt lässt sich der Bogen museumsbasierter Interventionen für Demenzbetroffene über viele internationale Ableger vor allem in Großbritannien (vgl. z. B. Camic et al. 2016) bis nach Deutschland zum Städel Museum in Frankfurt am Main und dem dort angesiedelten ARTEMIS-Projekt spannen, das im nächsten Kapitel eingehend vorgestellt wird (► Kap. 6.3). Zu erwähnen wären an dieser Stelle aber natürlich noch weitere nationale Kunstmuseumskonzepte für Menschen mit Demenz, beispielsweise das äußerst aktive und netzwerkbildende Lehmbruck Museum in Duisburg mit der seit über zehn Jahren stattfindenden Kunstvermittlung und einem offenen Atelier (Ganß et al. 2016) oder das aktuelle Modellvorhaben »Erinnerungs_reich – Museen als Medizin für Menschen mit Demenz« der Staatlichen Kunstsammlungen Dresden.

Wie schon erwähnt, steht der erfreulicherweise auch in Deutschland wachsenden Anzahl demenzgerechter Museumsangebote leider ein überdeutliches Defizit empirischer Forschung hinsichtlich therapierelevanter Effekte gegenüber (Adams et al. 2022; Schall et al. 2018). Eine bisher sehr übersichtliche Studienlandschaft zu kunstbasierten Museumsinterventionen ist größtenteils von qualitativen Beobachtungsansätzen geprägt, während die wenigen quantitativen Untersuchungen unter mehr oder weniger ausgeprägten methodischen Mängeln leiden, welche sich in teils nicht signifikanten und wenig generalisierbaren Ergebnissen niederschlagen. Weitere größere Wirksamkeitsstudien wären somit mehr als wünschenswert.

6.3 Aus der Forschungsarbeit der Autoren

Interaktive Museumsführungen und kreative Atelierarbeit: Das ARTEMIS-Projekt

ARTEMIS (ART Encounters: Museum Intervention Study) diente als Praxis-Forschungsprojekt der Entwicklung und Implementierung eines speziell auf Menschen mit Demenz und ihre betreuenden Angehörigen zugeschnittenen Kunstvermittlungsangebots. Zugleich war es die erste umfangreiche randomisiert-kontrollierte Studie zu psychosozialen Effekten einer komplexen kunstmuseumsbasierten Intervention auf diese Zielgruppe im deutschsprachigen Raum. Das Interventionskonzept wurde vom Arbeitsbereich Altersmedizin an der Goethe-Universität Frankfurt in Zusammenarbeit mit dem Städel Museum entwickelt und umgesetzt (► Abb. 9). Insgesamt erarbeitete das Projektteam sechs interaktive thematische Kunstführungen mit jeweils einer anderen anschließenden Kreativarbeit, in der die Thematik der Führung mit unterschiedlichsten künstlerischen Medien aufgegriffen wurde. So haben die Teilnehmenden beispielsweise zum Thema »Frankfurt am Main« persönliche Frankfurt-Collagen aus Fotos und Bildreproduktionen gefertigt, beim Thema »Das menschliche Gesicht und seine Emotionen« mit Ton modelliert, zu »Farbe Blau in der Kunst« mit blauen Pigmenten und anderen Materialien wie Schwämmen, Kordeln und Dekosteinen experimentiert oder bei »Abstraktion und Musik« zu Vivaldis »Die vier Jahreszeiten« gemalt (vgl. Schall und Tesky 2016, 2022; ► Abb. 10, ► Abb. 11, ► Abb. 12). Bei der Auswahl der Gemälde aus dem Konvolut vom Spätmittelalter bis zur Gegenwart lag das Augenmerk auf solchen, »die insbesondere biografische und emotionale Zugänge erlaubten, denn tatsächlich ging es bei den Kunstführungen […] um Assoziationen und Emotionen der Teilnehmenden in wechselseitigem Austausch. Individuelle biografische Bezüge und durch die Beschäftigung mit den Bildern ausgelöste Erinnerungen spielten in diesem Zusammenhang eine besonders wichtige Rolle.« (Schall und Tesky 2022, S. 145). Die thematischen ARTEMIS-Führungen im Städel Museum fanden einmal wöchentlich statt, in Kleingruppen aus fünf bis sechs Paaren, und dauerten wie die künstlerische Arbeit in den museumseigenen Ateliers jeweils ca. eine Stunde. Die Aufgabenstellungen in den Kreativ-Workshops waren dyadisch angelegt, d. h., dass Menschen mit Demenz diese gemeinsam mit ihren Angehörigen bearbeiten konnten: »Dabei kamen unterschiedlichste Materialien zum Einsatz, die vor allem visuell und haptisch ansprechend sein sollten: Acrylfarben, Ölpastelle, Ton, aber auch Steinchen, Kronkorken und Schwämme. Des Weiteren lernten die Teilnehmenden einfache künstlerische Techniken wie Collage oder Tonarbeit kennen, um bestenfalls etwas für sich zu entdecken, was sie mit relativ geringem Aufwand ebenso zu Hause weiterführen könnten.« (Schall und Tesky 2022, S. 146; vgl. dazu ▸ Kap. 9.3)

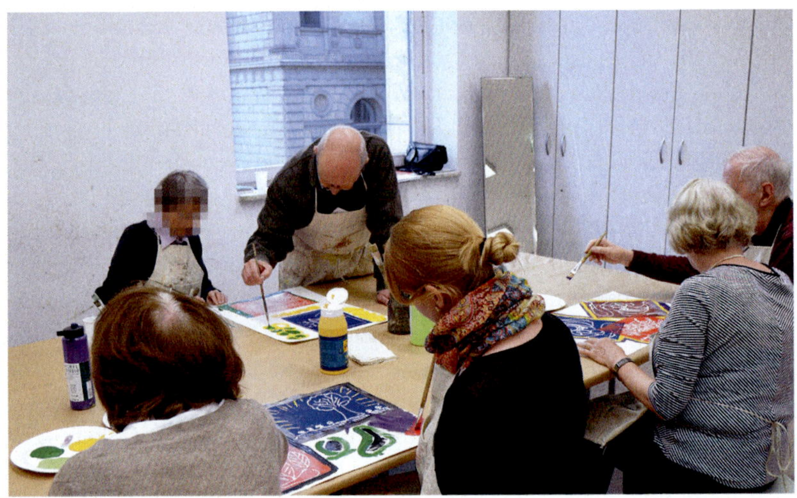

Abb. 10: Malen mit Acrylfarben im Museumsatelier (Foto: Arthur Schall)

Bei der projektbegleitenden Studie ging es um die Klärung der Fragestellungen, wie sich eine solche strukturierte Museumsintervention auf emotionales Wohlbefinden, subjektiv bewertete Lebensqualität sowie neuropsychiatrische Symptome (z. B. Apathie, Agitation, Depression) von Menschen mit Demenz auswirkt und welche Effekte sie auf die Befindlichkeit und Belastung der begleitenden Angehörigen hat. Dafür wurden einzelne Museumstermine situativ und die Intervention in ihrer Gesamtheit evaluiert. Die zu Vergleichszwecken notwendige Kontrollbedingung

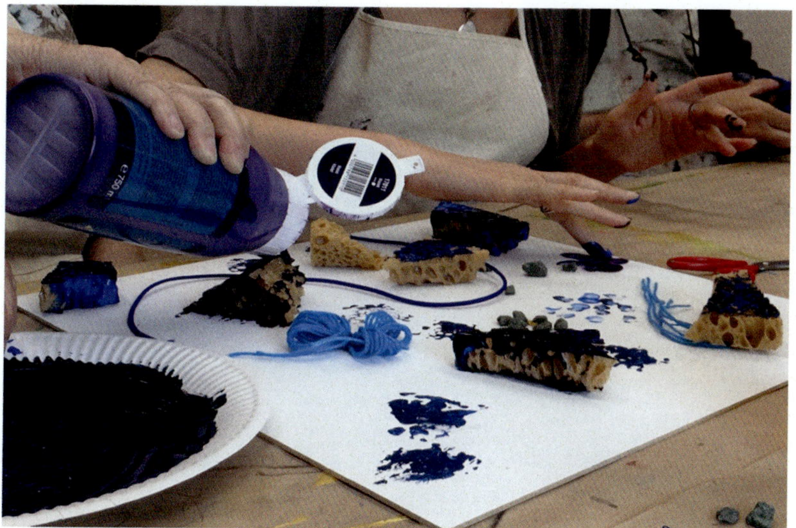

Abb. 11: Entstehung eines Experimentalbildes aus Schwämmen, Kordeln und blauer Farbe (Foto: Arthur Schall)

bildeten selbstständige Museumsaufenthalte der Teilnehmerpaare: Sie konnten sich nach ihren eigenen Interessen Ausstellungen und Galerien aussuchen, diese besuchen und wurden hierzu mit den gleichen Fragebögen und Erfassungsinstrumenten wie bei der eigentlichen Intervention zu Stimmung, Wohlbefinden und anderen Parametern befragt.

Bei der Datenauswertung zeigte sich bei Menschen mit Demenz aus der Interventionsgruppe eine signifikante Zunahme in der Einschätzung der subjektiven Lebensqualität. Als weiterer Effekt ließ sich eine deutliche Reduktion der Apathie nachweisen; bei Personen mit erhöhten Werten in neuropsychiatrischer Begleitsymptomatik waren die positiven Entwicklungen hinsichtlich Apathie und Depression am stärksten ausgeprägt (Schall et al. 2018). In situativen Erhebungen unmittelbar vor und nach jedem ARTEMIS-Besuch wurde eine signifikante Zunahme des emotionalen Wohlbefindens sowohl bei den demenzbetroffenen Teilnehmenden als auch ihren familiären Bezugspersonen festgestellt. Bei den Letzteren gab es ebenso eine Reduktion der depressiven Symptome. Des Weiteren konnte gezeigt werden, bei welchen Kunstführungen die Steigerungen von

Main
Es will mir
net
in de Koppe
nei
will net aus
Frankfurt

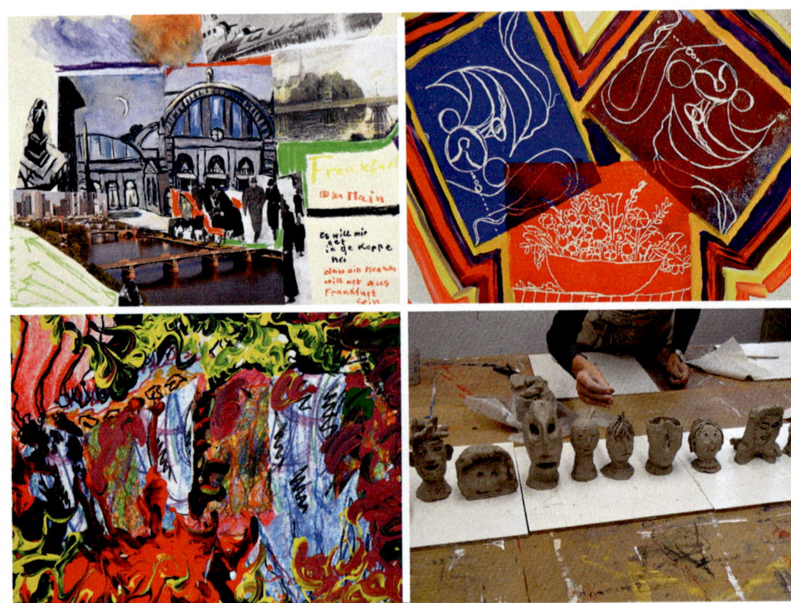

Abb. 12: Auswahl der bei ARTEMIS entstandenen Kunstwerke (Foto: Arthur Schall)

Stimmung und Wohlbefinden am höchsten waren: Menschen mit Demenz schienen eher biografisch angelegte Themen wie »Frankfurt am Main« oder »Familie und Kinder« zu präferieren, während bei den Angehörigen solche am beliebtesten waren, die neue Erfahrungen, das Entdecken eigener Potenziale und ein Kanalisieren angestauter Gefühle bei künstlerischer Betätigung ermöglichten (z. B. Erstellen blauer Experimentalbilder oder Malen zur klassischen Musik).

Zusätzlich erfasste Beobachtungen der Begleitpersonen während der Atelierarbeit oder im Anschluss daran erlaubten exemplarische Einblicke in Veränderungen im Verhalten und Selbstbewusstsein von Menschen mit Demenz (vgl. Schall und Tesky 2022):

> »Mein Mann ist durch die Projektarbeit immer sehr angeregt und erzählt anderen gern davon.«

> »Ich stellte starkes Interesse und Beteiligung bei ihr [Ehefrau] fest […].«

> »Er [Ehemann] erzählte später spontan seinem Sohn vom Museumsbesuch und war deutlich gesprächiger beim Telefonieren.«

> »Verbessertes Selbstwertgefühl bei meiner Frau nach erfolgreicher Tonarbeit!«

Daneben sind emotionale Stabilisierung und Förderung des Wohlbefindens Aspekte, die von den betreuenden Angehörigen fast durchgehend konstatiert wurden:

> »Meine Mutter war ausgeglichener und weniger launisch.«

> »Er [Ehemann] war mit sich zufrieden und ist auch ruhiger geworden. Er zeigte während der Malerei gewisse Emotionen und eine bessere Orientierung.«

In der Abschlussevaluation betonten die meisten Paare, dass die Projektteilnahme ihnen sehr viel Freude bereitet habe und eine willkommene Abwechslung vom pflegedominierten Alltag gewesen sei. Des Weiteren, dass sie Gelegenheit hatten, neue Erfahrungen zu machen, und Anstöße zu gemeinsamen soziokulturellen Aktivitäten bekommen hätten:

> »Ein gemeinschaftliches Erlebnis mit einem Ergebnis, das nichts mit der herkömmlichen Alltagsbewältigung zu tun hat.«

> »ARTEMIS hat uns die Augen für die Kunst geöffnet und Anregungen für weitere Museumsbesuche gegeben.«

Was die häusliche Weiterführung der künstlerischen Betätigung angeht, so schätzten die Mitwirkenden vor allem das Malen mit Acrylfarben, die Tonarbeit sowie das Erstellen von Collagen als besonders geeignet und praktikabel ein. Tatsächlich haben sich manche Paare in der Folgezeit beispielsweise eine Staffelei und Farben für die heimische Malerei oder Ton zum gemeinsamen Modellieren angeschafft. Einige setzten diese Pläne sogar direkt in die Tat um, wie eine Angehörige berichtet:

> »Mein Mann hat angefangen, Bilder zu Hause zu malen! Wir hatten es früher probiert, aber er wollte nicht. Jetzt hat er sich durch die Studie inspirieren lassen und ein Gemälde mit Acrylfarben fertiggemalt.«

Angesichts der teils bemerkenswerten Kunstwerke, die in den kreativen Workshops entstanden sind (► Abb. 12), wurde bereits während der Projektlaufzeit vielfach die Idee geäußert, diese Kunst einem größeren Publikum zugänglich zu machen. Schließlich fand im Frankfurter Rathaus für Senioren die Ausstellung »Wenn Kunst Brücken baut« statt, in der 50 ausgewählte Kunstwerke aus dem Projekt präsentiert wurden. Nach der erfolgreichen Studiendurchführung wurde das ARTEMIS-Angebot in das breit gefächerte Kunstvermittlungsprogramm des Städel Museums aufgenommen und dauerhaft implementiert (https://www.staedelmuseum.de/de/programm/artemis).

Zusammenfassend lässt sich festhalten, dass die zentralen Befunde aus ARTEMIS zum einen die Machbarkeit und Wirksamkeit eines kunstbasierten Interventionsansatzes für Menschen mit Demenz in einem Museum demonstrieren, zum anderen liefern sie wissenschaftliche Belege für therapeutisch relevante Effekte von angeleiteter Auseinandersetzung mit Kunst, die für das Wohlbefinden und die Lebensqualität der Betroffenen und ihrer Angehörigen von Bedeutung sind.

Aus ARTEMIS wird ARTEMIS Digital

Derzeit arbeitet der Arbeitsbereich Altersmedizin (Goethe-Universität Frankfurt) gemeinsam mit dem Städel Museum an einer Übertragung des analog evaluierten und verstetigten ARTEMIS-Konzepts (Schall et al. 2018; Schall und Tesky 2022) in eine webbasierte Applikation (oder Web-App). Die Idee zu *ARTEMIS Digital* entstand während der Corona-Pandemie, als aufgrund der Schutzmaßnahmen zeitweise gar keine Museumsbesuche möglich waren. Insbesondere für immobile oder jenseits kultureller Zentren lebende Menschen mit Demenz soll die digitale Anwendung einen zeit- und ortsunabhängigen Zugang zur Kunst bereitstellen und neben interaktiven Kunstbetrachtungen auch Ideen und Anstöße für künstlerisch-kreative Arbeit im häuslichen Umfeld bieten. Durch die Nutzung der kostenfreien Web-App auf einem mobilen Endgerät (z. B. Smartphone oder Tablet), aber ebenso auf einem heimischen PC oder Smart-TV sollen Erkrankte und Betreuende dazu animiert werden, mehr qualitative Zeit miteinander zu verbringen, indem sie über Kunstwerke und eigene Kreativbetätigung in Dialog treten. Die spielerisch und interaktiv aufbereitete digitale Kunstvermittlung knüpft dabei – im Sinne biografischer Arbeit – thematisch an Vertrautes an und bietet zudem neue Erfahrungen. Die Texte sind in einfacher Sprache gehalten, da die Anwendung für eine Zielgruppe mit leicht bis max. mittelgradig ausgeprägter Demenz angedacht ist.

Als psychosoziale Intervention zielt ARTEMIS Digital auf die Anregung kommunikativer und emotionaler Prozesse, um die Beziehung zwischen demenziell Erkrankten und ihren An- und Zugehörigen zu stärken und die Lebensqualität aller Beteiligten zu verbessern. In einer kontrollierten Begleitstudie sollen diese Effekte im Vergleich zu einem museumsüblichen Audioguide näher untersucht werden.

Ein wichtiger Baustein im Entwicklungsprozess der webbasierten Anwendung ist die regelmäßige Einbeziehung der Endnutzer, also von Menschen mit Demenz und ihrer Bezugspersonen, die einzelne Module zu unterschiedlichen Zeitpunkten paarweise testen, sodass ihr Feedback in die nächste Ausarbeitungsstufe einfließen kann. Erste Einblicke in die Entwicklung von ARTEMIS Digital finden sich auf der Homepage des Städel Museums (https://stories.staedelmuseum.de/de/artemis-digital-testing). Den bisherigen Rückmeldungen zum noch nicht finalisierten Prototyp lässt sich u. a. entnehmen, dass auch die digitale Beschäftigung mit Kunst anregend und emotionalisierend wirkt und zugleich die Lust auf ein reales Museumserlebnis wecken kann.

Literatur

Adams A-K, Oswald F, Pantel J (Hrsg.) (2022) Museumsangebote für Menschen mit Demenz. Ein Praxishandbuch zur Förderung kultureller und sozialer Teilhabe. Stuttgart: Kohlhammer.

Camic PM, Baker EL, Tischler V (2016). Theorizing how art gallery interventions impact people with dementia and their caregivers. Gerontologist 56(6): 1033–1041.

Camic PM, Hulbert S, Kimmel J (2019) Museum object handling: A health-promoting community-based activity for dementia care. J Health Psychol 24(6): 787–798.

Deutscher Museumsbund e.V., ICOM Deutschland e.V. (Deutsches Nationalkomitee des Internationalen Museumsrates), Konferenz der Museumsberatungsstellen in den Ländern (KMBL) (2023) Leitfaden. Standards für Museen. Berlin: Deutscher Museumsbund.

Eekelaar C, Camic PM, Springham N (2012) Art galleries, episodic memory and verbal fluency in dementia: an exploratory study. Psychol Aesthet Creat Arts 6(3): 262–272.

Emblad SYM, Mukaetova-Ladinska EB (2021) Creative art therapy as a non-pharmacological intervention for dementia: A systematic review. J Alzheimers Dis Rep 5(1): 353–364.

Ganß M (2013) Demenz-Kunst und Kunsttherapie. Künstlerisches Gestalten zwischen Genius und Defizit. 2. Aufl. Frankfurt am Main: Mabuse-Verlag.

Ganß M, Kastner S, Sinapius P (2016) Transformation: Kunstvermittlung für Menschen mit Demenz. Berlin, Hamburg: HPB University Press.

Hammami S, Khadhar G (2018) Impacts of art therapy and Alzheimer's disease. Middle East J Age Aging 15, 29.

Hendriks I, Meiland FJM et al. RM (2019) How do people with dementia respond to different types of art? An explorative study into interactive museum programs. Inter Psychogeriatr 31, 857–868.

Hsiao CY, Chen SL, Hsiao YS et al. (2020) Effects of art and reminiscence therapy on agitated behaviors among older adults with dementia. J Nurs Res 28(4): e100.

Johnson KG, D'Souza AA, Wiseheart M (2020) Art training in dementia: A randomized controlled trial. Front Psychol 11: 585508.

Kinney J, Rentz CA (2005) Observed well-being among individuals with dementia: Memories in the Making, an art program, versus other structured activity. Am J Alzheimers Dis Other Demen 20(4): 220–227.

Lutzeyer H (2016) Malen mit alten und demenziell erkrankten Menschen. München: Urban & Fischer.

MacPherson S, Bird M, Anderson K et al. (2009) An art gallery access programme for people with dementia: ›You do it for the moment‹. Aging Ment Health 13: 744–752.

Masika GM, Yu DSF, Li PWC (2021) Can visual art therapy be implemented with illiterate older adults with mild cognitive impairment? A pilot mixed-method randomized controlled trial. J Geriatr Psychiatry Neurol 34(1): 76–86.

Pantel J, Schall A (2022) Psychosoziale Interventionen bei Demenz – Eine Übersicht. In: Adams A-K, Oswald F, Pantel J (Hrsg.) (2022) Museumsangebote für Menschen mit Demenz. Ein Praxishandbuch zur Förderung kultureller und sozialer Teilhabe. Stuttgart: Kohlhammer, S. 52–67.

Rosenberg F (2009) The MoMA Alzheimer's project: programming and resources for making art accessible to people with Alzheimer's disease and their caregivers. Arts Health 1(1): 93–97.

Rusted J, Sheppart L, Waller D (2006) A multi-centre randomized control group trial on the use of art therapy for older people with dementia. Group Analysis 39(4): 517–536.

Savazzi F, Isernia S, Farina E et al. (2020) »Art, Colors, and Emotions« treatment (ACE-t): A pilot study on the efficacy of an art-based intervention for people with Alzheimer's disease. Front Psychol 11: 1467.

Schall A, Tesky VA (2016) Sich in der Kunst auf Augenhöhe begegnen… Menschen mit Demenz und ihre Angehörigen im Museum. In: Kollak I (Hrsg.) Menschen mit Demenz durch Kunst und Kreativität aktivieren. Eine Anleitung für Pflege- und Betreuungspersonen. Berlin: Springer, S. 57–66.

Schall A, Tesky VA (2022) ARTEMIS: Konzeption und Implementierung einer kunstbasierten Museumsintervention für Menschen mit Demenz und ihre betreuenden Angehörigen, In: Adams A-K, Oswald F, Pantel J (Hrsg.) Museumsangebote für Menschen mit Demenz. Ein Praxishandbuch zur Förderung kultureller und sozialer Teilhabe. Stuttgart: Kohlhammer. S. 144–152.

Schall A, Tesky VA, Adams A-K et al. (2018) Art museum-based intervention to promote emotional well-being and improve quality of life in people with dementia: The ARTEMIS project. Dementia 17(6): 728–743.

Schuster M (2014) Kunsttherapie in der psychologischen Praxis. Berlin, Heidelberg: Springer.

Seifert K (2020) A research overview of three recent art intervention and therapy projects targeted at patients living with dementia. GMS J Art Ther 2: Doc01.

Strohmaier S, Homans KM, Hulbert S et al. (2021) Arts-based interventions for people living with dementia: Measuring »in the moment« wellbeing with the Canterbury Wellbeing Scales. Wellcome Open Res 6: 59.

Windle G, Joling KJ, Howson-Griffiths T et al. (2018) The impact of a visual arts program on quality of life, communication, and well-being of people living with dementia: A mixed-methods longitudinal investigation. Int Psychogeriatr 30, 409–423

Yu J, Rawtaer I, Goh LG et al. (2021) The art of remediating age-related cognitive decline: Art therapy enhances cognition and increases cortical thickness in mild cognitive impairment. J Int Neuropsychol Soc 27(1): 79–88.

7 Musik bei Demenz im Versorgungsalltag: Lernen von den Profis

7.1 Fallgeschichten zum musikbasierten Umgang bei Demenz

In diesem Kapitel werden vier Fallgeschichten aus der praktischen Arbeit einer Musiktherapeutin vorgestellt, jede im Kontext von für den Versorgungsalltag von Menschen mit Demenz sehr typischen, oftmals schwierigen und fordernden Situationen. Diese betreffen zum einen die häufig bei Demenz auftretenden Symptome der Apathie, der Unruhe (Agitation) und der aggressiven Verhaltensäußerungen, zum anderen geht es um den Einsatz von Musik als Mittel der Kommunikation und sozialer Teilhabe.

Apathisches Verhalten

Fallgeschichte: Emotionale Annäherung im Lied

Bei Herrn Mayer (80 Jahre) wurde vor etwas mehr als drei Jahren Alzheimer-Demenz diagnostiziert. Dies geschah nur wenige Monate nach dem Tod seiner Frau und hat die bei ihm zu diesem Zeitpunkt ohnehin bedrückte und niedergeschlagene Stimmung zusätzlich verstärkt. Herr Mayer sprach deutlich weniger, zeigte kaum Reaktionen auf seine Umwelt und nahm an keinerlei Aktivitäten mehr teil. Diese apathische Grundhaltung hat sich so weit verfestigt, dass er nun die meiste Zeit in seinem Sessel verbringt und scheinbar teilnahmslos aus dem Fenster blickt. Sein Sohn wohnt im Ausland und kommt nur zweimal im Jahr vorbei. Auch die Tochter lebt mit ihrer Familie mehrere hundert Kilometer von ihrem Vater entfernt. Trotzdem besucht sie ihn regelmäßig alle vier bis fünf Wochen für einige Tage. In der Zwischenzeit kümmert sich tagsüber eine osteuropäische Pflegekraft um Herrn Mayer. Des Öfteren berichtet sie, dass er auf Ansprache kaum reagiere und sie nicht genau wisse, ob er die Bedeutung der Worte überhaupt verstehe. Selbst die Tochter kann bei ihren Besuchen immer weniger mit ihrem Vater ins Gespräch kommen, da er ihre Fragen nicht beantwortet. Schließlich nimmt sie Kontakt zu einer ihr empfohlenen Musiktherapeutin auf und möchte Tipps, wie sie besser mit ihrem Vater kommunizieren könnte. Gefragt nach dessen Lieblingsmusik weiß die Tochter auf Anhieb gar kein Stück oder eine Musikrichtung zu nennen. Dann erinnert sie sich aber, dass der Vater in ihrer Kindheit gern Songs der Bee Gees und Beatles gehört und deren Schallplatten hin und wieder mal aufgelegt habe.

Als die Musiktherapeutin Herrn Mayer kennenlernt, ist er in seinem Zimmer und schaut aus dem bodentiefen Fenster. Die Tochter sitzt neben ihm und erzählt von seinen Enkelkindern. Weder auf diese Erzählungen noch auf die Begrüßung der Therapeutin, die neben der Tochter Platz nimmt, zeigt sich bei Herrn Meyer eine Reaktion. Über ihr weiteres Vorgehen, die Mauer der Apathie musikalisch zu durchbrechen, berichtet die Musiktherapeutin Folgendes:

»Nach einer Weile beginne ich zu summen. Erst sind es nur leise, langgezogene Töne, dann formt sich eine Melodie und schließlich nehme ich den Text hinzu und singe: ›Smile an everlasting smile, a smile can bring you near to me …‹ Herr Mayer wendet den Kopf und blickt mich erstaunt an. Er scheint das Lied »Words« von den Bee Gees zu erkennen und sucht und hält Augenkontakt mit mir, während ich weitersinge.

Derweil murmelt die Tochter, den Text nicht zu kennen und auch nicht singen zu können, dann jedoch singt sie leise und auf ›Da-da‹ doch noch stellenweise mit.

Ich ermuntere sie mit einer Geste, die Hand ihres Vaters zu nehmen. »It's only words, and words are all I have to take your heart away.« Nun wendet sich Herr Mayer seiner Tochter zu und schaut sie lange an. Am Ende des Liedes nehmen wir ein kleines Nicken seinerseits wahr. Die Musik hat ihn emotional erreicht und positiv berührt.«

In späteren Gesprächen mit der Musiktherapeutin wird der Tochter klar, dass es zwar unrealistisch sei, die Kommunikation mit ihrem Vater wieder auf das frühere, sprachlich dominierte Niveau zu bringen, es aber auf nonverbale Weise, nämlich durch gezielten Einsatz von Musik, durchaus gelingen könne, ihm ein Gefühl von Sicherheit und Wohlbefinden zu vermitteln. Bei der Kommunikation sei es wichtig, selbst auf unscheinbare mimische Emotionsregungen (sog. *Mikroverhaltensweisen)* zu achten und diese wahrzunehmen, z. B. einen intensiveren Augenkontakt, eine Mundbewegung, die der Versuch eines Lächelns sein könnte, oder ein angedeutetes Kopfnicken. Weiterhin regt die Musiktherapeutin an, die Tochter solle bei ihren Besuchen Lieder, die ihn besonders ansprechen, von einer CD oder vom Handy abspielen und gemeinsam mit ihrem Vater anhören. Auch die Pflegekraft, die sich um Herrn Mayer kümmert, könne morgens seine Lieblingssongs nutzen, um ihn mit vertrauten Klängen in den Tag starten zu lassen.

Bei einem Telefonat zwei Monate später erzählt die Tochter, dass sich die kleinen Zeichen der Kommunikation zwischen ihrem Vater und ihr erweitert hätten: Herr Mayer zeige sich lebhafter in Gestik und Mimik. So ziehe er bei bestimmten Refrains gern die Augenbrauen hoch oder bewege sich leicht schunkelnd zur Musik. Manchmal lächle er seine Tochter an und habe einmal nach dem Verklingen eines Songs mit einem leise gesprochenen »mehr« eine Fortsetzung der Musik verlangt.

Denkbare Zielsetzungen und Wirkungen des Einsatzes von Musik bei Apathie:

- Anregung emotionaler Reaktionen (Freude, Interesse, allgemeine Aktivierung)
- Förderung des Kommunikationsverhaltens und sozialer Interaktionen (z. B. durch gemeinsames Singen und Musizieren sowie den verbalen bzw. nonverbalen Austausch über Musik)
- Stimulation kognitiver Funktionen (z. B. durch Mitsingen von Texten oder Abrufen von Gedächtnisinhalten)
- Impulsgabe zu mehr Bewegung und motorischer Aktivität (z. B. durch rhythmische, bewegungsanimierende bzw. tanzbare Musikstücke)

- Verbesserung des allgemeinen Wohlbefindens und der subjektiven Lebensqualität

Tipp: Der Wunsch nach sozialen Kontakten ist ein grundlegendes menschliches Bedürfnis, das mehr oder weniger stark ausgeprägt sein kann. Gelegentlich ist dieser Wunsch nicht zu erkennen oder hat sich in Abwehr umgekehrt. Machen Sie Kontaktangebote, aber wohldosiert, und überhäufen Sie Ihren Angehörigen nicht damit. Gerade bei apathischer Symptomatik braucht die Kontaktaufnahme Zeit und viel Geduld. Nehmen Sie sich diese Zeit und beobachten Sie aufmerksam selbst die kleinsten Reaktionen Ihres Menschen mit Demenz.

Unruhe

Fallgeschichte: Summendes Im-Einklang-Schwingen

Seit zehn Monaten lebt die 73-jährige Frau Heide im Pflegeheim. Dort bekommt sie jedes Wochenende Besuch von ihrer Tochter. Frau Heide hat eine nicht näher bestimmte Demenzerkrankung, die vor sechs Jahren festgestellt wurde, und sitzt im Rollstuhl. Sie spricht fast nicht mehr und erfährt nicht zuletzt deshalb wenig kommunikative Ansprache im Heim. Seit mehreren Wochen zeigt Frau Heide ein auffallend unruhiges Verhalten: Sie hat einen starken Bewegungsdrang entwickelt und schaukelt mit dem Oberkörper hin und her, während ihr Blick unbestimmt im Raum umhergleitet. Solche Phasen dauern meist einige Minuten, manchmal aber sogar bis zu einer Stunde. Währenddessen ist es nicht möglich, ihr Nahrung oder Getränke anzureichen, und Frau Heide ist anschließend ziemlich erschöpft. Da dieses Verhalten immer häufiger während der Besuchszeiten der Tochter auftritt, werden diese Situationen auch für sie zu einer wachsenden Belastung, da sie ihre Mutter in solchen Momenten nicht zu beruhigen weiß.

Die im Pflegeheim tätige Musiktherapeutin trifft Frau Heide in genau so einer Phase der Unruhe an. Die Erkrankte reagiert auf ihr Kommen genauso wenig wie auf ihre Begrüßung. Die Anwesenheit der

Tochter bleibt scheinbar gleichermaßen unbemerkt. Frau Heide wiegt ihren Oberkörper fortwährend vor und zurück, mit den Augen rastlos umherblickend und etwas Unverständliches murmelnd. Behutsam setzt sich die Musiktherapeutin zu Frau Heide an den Tisch, beobachtet und wartet ab. Schließlich beginnt sie, rhythmische Floskeln auf »Dumm dumm« oder »Schumm Schei« zu sprechen und dann sparsam auf zwei Tönen zu singen. Dabei wählt sie exakt das von Frau Heide vorgegebene Tempo.

Nach ungefähr einer Viertelstunde der gemeinsamen musikalischen Interaktion stoppt Frau Heide plötzlich und richtet ihren Blick auf die Musiktherapeutin. Der Hauch eines Lächelns zeigt sich auf ihrem Gesicht. Die Musiktherapeutin nutzt die kleine Ruhepause und reicht Frau Heide einen Löffel Joghurt an, den sie problemlos zu sich nimmt. Daraufhin spielt die Musiktherapeutin ruhige Instrumentalmusik von ihrem Smartphone ab und als Frau Heide das Hinundherwiegen wieder aufnimmt, fasst sie behutsam die Hände der Erkrankten und lässt sich von deren Schwingen passiv mitbewegen. Als die Bewegung nach etwa zehn Minuten aufhört, bleiben beide händehaltend noch eine Weile still sitzen.

Solche musikalischen Besuche werden täglich über einen Zeitraum von mehreren Wochen fortgesetzt. In der Folge verkürzen sich Frau Heides unruhige Phasen merklich und sie sind nicht mehr so stark ausgeprägt. Die Tochter kommt immer noch an den Wochenenden und übernimmt nun auch das Händehalten und die stimmliche Begleitung des Schwingens ihrer Mutter zu beruhigender Musik. Zusätzlich wird das Pflegepersonal über diese musikalische Interventionsmaßnahme und deren positive Wirkung auf die Befindlichkeit der Heimbewohnerin informiert, worauf sich zwei Pflegerinnen bereiterklären, so oft es im Rahmen ihrer zeitlichen Ressourcen geht, mit Frau Heide händehaltend zu schwingen, entweder zu entspannender Musik oder leise dazu summend.

Denkbare Zielsetzungen und Wirkungen des Einsatzes von Musik bei Unruhe (Agitation):

- Entspannung und emotionale Stabilisierung (durch regelmäßig stattfindende Musikstunden mit personalisierter Musikauswahl)
- Stressreduktion (durch Schaffung einer ruhigen und vertrauensvollen Atmosphäre)
- Reduktion der Unruhe mittels musikinduzierter Bewegungsanregung (z. B. durch rhythmische, tanzbare Musikstücke)
- Aufbau alternativer (musikalischer) Kommunikationskanäle (Agitation als Ausdruck unzureichender oder fehlender kommunikativer Möglichkeiten bzw. als fehlgeleitete Kommunikation)
- Erleben von Gemeinschaft, sozialer Zugehörigkeit und Teilhabe
- Verbesserung des allgemeinen Wohlbefindens und der subjektiven Lebensqualität

Tipp: Mithilfe von ruhiger Musik und Körperkontakt (z. B. Berührung von Händen, gemeinsames Schaukeln) lässt sich eine entspannte und emotional stabilisierende Atmosphäre herstellen. Berührungen und synchrone Bewegungen vermitteln ein Verstandenwerden und geben Sicherheit. Seien Sie mutig und versuchen Sie, den Menschen mit Demenz respektvoll zu berühren. Achten Sie dabei genau auf die Reaktionen.

Aggressives Verhalten

Fallgeschichte: Gesungene Geborgenheit

Die ersten Symptome einer Demenz zeigten sich bei Frau Bergkamm vor ca. vier Jahren, kurz nach ihrem 75. Geburtstag, zunächst als Wortfindungsstörungen, die sich schubweise verstärkten. In der Gedächtnissprechstunde des örtlichen Universitätsklinikums wurde die Diagnose einer vaskulären Demenz gestellt. Frau Bergkamm und ihr gleichaltriger Ehemann, der sie nunmehr betreut, hatten früher einen großen Freundeskreis; sie wanderten gern und sangen im Chor. Noch immer hat Frau Bergkamm, die stets lebensfroh und gesellig war, ein großes Bedürfnis, sich mitzuteilen, aber inzwischen spricht sie nur

Zweiwortsätze und Einzelwörter oder gibt gänzlich unverständliche Laute von sich. Ihr sprachliches Unvermögen ist der Erkrankten derweil voll bewusst, was sie unglücklich und hilflos macht. Trotzdem versucht sie es immer wieder, mit ihren Mitmenschen zu kommunizieren. Die privaten Kontakte des Ehepaars haben sich sehr reduziert, da viele Freunde und Bekannte nur schwer damit zurechtkommen, dass eine normale Unterhaltung mit Frau Bergkamm nicht mehr möglich ist.

Mittlerweile ist Frau Bergkamm bei häuslichen Aktivitäten und der Körperpflege auf die Unterstützung ihres Mannes angewiesen. In den letzten Wochen sind im Alltag der beiden jedoch wiederholt Situationen aufgetreten, in denen sie sich ihm gegenüber ungewohnt aggressiv verhalten hat. Herr Bergkamm erzählt, dass seine Frau insbesondere bei Pflegehandlungen, bei denen er auf ihre Kooperation angewiesen ist, wie z. B. beim Anziehen, Waschen oder Zähneputzen, ihn abwehrt, schimpft und schreit. Oftmals kann er deswegen die notwendigen pflegerischen Tätigkeiten erst nach mehreren Anläufen oder gar nicht ausführen. Seine Frau bleibt danach über Stunden argwöhnisch und unglücklich in ihrem Zimmer sitzen. Wie er berichtet, seien die Probleme früher nicht aufgetreten, als sie noch alles allein bewältigen konnte. Vermutlich versteht Frau Bergkamm aufgrund der voranschreitenden Demenz nicht mehr, dass sie Hilfestellung bei diesen alltäglichen Verrichtungen benötigt und es dabei auf ihre Kooperationsbereitschaft ankommt. Da Herr Bergkamm sich weiterhin aktiv für die Förderung der Lebensqualität seiner Frau einsetzen und zugleich den Pflegealltag auch für sich selbst etwas erleichtern möchte, ruft er eine Musiktherapeutin an. Bei der Betreuung hat er nämlich die Beobachtung gemacht, dass sobald Musik im Zimmer erklingt, sich die Stimmung der Erkrankten sichtlich aufhellt. Doch man könne ja nicht den ganzen Tag das Radio laufen lassen, meint der besorgte Ehemann, als er die Musiktherapeutin vor dem Erstkontakt zu Hause über die ganze Problemlage am Telefon informiert.

Wie verabredet, nimmt die Musiktherapeutin an einem Nachmittag am gemeinsamen Kaffeetrinken teil. Frau Bergkamm freut sich über den Besuch und stammelt aufgeregt kaum verständliche Worte zur Begrüßung. Beim Kaffee versucht sie ebenfalls immer aufs Neue, sich sprachlich zu artikulieren; da dies jedoch kaum gelingt, reagiert sie zunehmend gereizt. Die Musiktherapeutin setzt die Verbalkommunikation zunächst zwar weiter fort, beginnt aber aus der Unterhaltung heraus hin und wieder, Anfänge von Volksliedern zu singen. Sofort steigt Frau Bergkamm darauf ein und singt mit, wenn auch nur auf »Aah« oder gesummtes »Mmh«. Dabei leuchten ihre Augen und die Körperspannung verbessert sich. Den Blick vertrauensvoll und neugierig auf die Musiktherapeutin richtend klopft sie mit der flachen Hand im Metrum auf den Tisch. Herr Bergkamm zeigt sich überrascht von diesen Reaktionen. Er singt zwar nicht mit, beobachtet allerdings sehr genau, wie sich die Stimmung seiner Frau langsam hebt.

Im Nachgespräch in Abwesenheit der Erkrankten regt die Musiktherapeutin an, er solle selbst einmal versuchen, mit ihr zu singen und ein musikalisches Klima zu schaffen, in dem sie sich wohlfühlt. Besonders in heiklen Pflegesituationen möge er schon zu Beginn mit dem Singen anfangen und dann das Anziehen oder Waschen musikalisch begleiten. Es müssten nicht unbedingt bekannte Lieder sein; er könne sich zu einer Melodie selbst einen Text ausdenken, der sich nicht einmal reimen muss, aber beispielsweise beschreibt, was gerade gemacht werden soll: *»Der rechte Fuß soll in den Strumpf. Hollahi, hollaho ...«* (zur Melodie des Volkslieds *»Horch, was kommt von draußen rein?«*).

Einige Wochen später berichtet Herr Bergkamm in einem Telefonat, dass sich die häusliche Pflegesituation deutlich entspannt habe. Er singe nun ausgedachte Lieder und merke, dass seine Frau davon begeistert sei. Noch immer gäbe es zwar Situationen, in denen sie aufgrund von Nichtverstehen und Nichtumsetzenkönnen aggressiv reagiere. Dies wäre jedoch eher kurzzeitig, denn sobald er ein Lied zu singen beginne, würde sie ruhiger und mache mit. Überhaupt singe er nun viel öfter mit ihr, ob bei der Küchenarbeit oder auf Spaziergängen.

Denkbare Zielsetzungen und Wirkungen des Einsatzes von Musik bei aggressivem Verhalten:

- Emotionsregulation: Milderung intensiver Gefühlszustände und Stabilisierung des emotionalen Gleichgewichts
- Ablenkung und Umlenkung der Aufmerksamkeit (vom aggressiven Verhalten auf positiv besetzte Handlungen)

- Stressreduktion (durch Schaffung einer ruhigen, entspannten und vertrauensvollen Atmosphäre)
- Aufbau alternativer (musikalischer) Kommunikationskanäle (Aggression als Ausdruck unzureichender oder fehlender kommunikativer Möglichkeiten bzw. als fehlgeleitete Kommunikation)
- Förderung sozialer Interaktionen (z. B. durch gemeinsames Singen und Musizieren sowie den verbalen bzw. nonverbalen Austausch über Musik)
- Erleben von Gemeinschaft, sozialer Zugehörigkeit und Teilhabe
- Verbesserung des allgemeinen Wohlbefindens und der subjektiven Lebensqualität

Tipp: Versuchen Sie, das Singen in Ihren (Pflege-)Alltag zu integrieren. Das Ergebnis muss nicht schön klingen, auch spielt es keine Rolle, um welche Lieder es sich handelt. Sie können etwas singen, was Sie von früher kennen, oder z. B. Aktuelles aus den Charts. Hauptsache, Sie fühlen sich wohl in dem Lied. Mit einfachen kleinen Melodien, die gern sogar ausgedacht bzw. improvisiert sein können, lassen sich schwierige Situationen entschärfen und Pflegehandlungen angenehmer gestalten.

Musikhören als Gemeinschaftserlebnis und Mittel der Kommunikation

Fallgeschichte: Verbindung durch geteilte Klänge

Vor seiner Demenzdiagnose war Herr Stetter ein passionierter Opernbesucher. Mit seiner Frau ging er mindestens einmal im Monat in die Oper und verpasste keine einzige Neuinszenierung. Aufgrund der zügig fortschreitenden Erkrankung zog sich das Ehepaar jedoch immer weiter ins Private zurück. Zum einen waren da Befürchtungen, irgendwie unangenehm aufzufallen, zum anderen ließ der kraft- wie zeitaufreibende Betreuungsalltag kaum noch kulturelle Aktivitäten zu. Langsam verlor Herr Stetter jegliches Interesse an Musik, selbst seine umfangreiche CD-Sammlung rührte er nicht mehr an. Eine erneute Vorstellung in einer psychiatrischen Praxis bringt die Bestätigung der Diagnose einer mittelgradigen Alzheimer-Demenz. Die verbalen Kommunikationsfähigkeiten des mittlerweile 82-Jährigen sind nunmehr stark eingeschränkt; er verständigt sich fast nur noch mit Floskeln und Einzelwörtern, ganze Sätze sind eher selten und inhaltlich öfters unpassend. Insgesamt ist Herr Stetter sehr zurückhaltend und still, manchmal scheint er traurig vor sich hin zu grübeln. In solchen Momenten ist er emotional kaum zu erreichen.

Frau Stetter ist mit der Situation ziemlich überfordert, da sie nichts mehr mit ihrem Mann unternehmen kann bzw. auch kommunikativ bei ihm nicht weiterkommt. In der Zeitung hat sie einen Artikel über die positive Wirkung von Musik bei Demenz gelesen und kontaktiert eine Musiktherapeutin, um ihrem Mann etwas Gutes zu tun und darüber hinaus vielleicht etwas für den täglichen Umgang mit ihm zu lernen.

Die über frühere Opernvorlieben des Klienten informierte Musiktherapeutin bringt zum Hausbesuch einige CDs mit Auszügen aus Wagner- und Puccini-Opern mit. Herr Stetter schaut die Musiktherapeutin jedoch gar nicht an, als sie grüßend den Raum betritt, sondern blickt ausdruckslos auf die Tischplatte. Sie setzt sich zu ihm, berührt kurz seinen Arm und signalisiert ihm in die Augen blickend und mit einem offenen Lächeln ihre Bereitschaft zur Kontaktaufnahme. Dann breitet sie ihre CDs auf dem Tisch aus. Herr Stetter erwidert lächelnd den Blickkontakt und scheint sich für das Mitgebrachte zu interessieren.

Behutsam nimmt er jede CD in die Hand, schaut sich Cover und Booklet von allen Seiten an und fängt schließlich an, die CDs nach irgendwelchen eigenen Prinzipien stets wieder neu zu sortieren. Die Musiktherapeutin lässt ihm viel Zeit, beobachtet interessiert sein Tun und kommentiert es nur ab und zu mit kurzen, zustimmenden Worten oder Lauten. Herr Stetter scheint es zu genießen, die CDs ganz in Ruhe von vorn und hinten, innen und außen anzuschauen und langsam zu ordnen, um irgendwann auf eine von ihnen mit Nachdruck zu tippen und damit anzudeuten, dass er genau diese nun hören möchte. Dieses Sortieren und Aussuchen sollte für ihn künftig zu einem festen Ritual zu Beginn des Musikhörens werden. Das anschließende Hören als gemeinschaftliches Erlebnis beschreibt die Musiktherapeutin in ihren Aufzeichnungen wie folgt:

»Ist es laut genug?«, frage ich Herrn Stetter und stelle die Lautstärke aufgrund seines Achselzuckens noch höher: »Gut?« Ich setze mich wieder über Eck zu ihm an den Tisch und wir nicken einander zu. »Tosca«, sagt er, und ich wiederhole das nickend. »Haben Sie auch schon gesehen?«, frage ich, und Herr Stetter antwortet mit »Ja«.

»Wo?«, will ich nun wissen. Er antwortet: »Hier, in Frankfurt«. Ich wundere mich, dass er so orientiert ist und mir so klar antworten kann. Wir nicken wieder einander zu. »Ja«, sagt er.

Nun setzt der Gesang der Arie »Recondita armonia« (»Wie sich die Bilder gleichen«) aus dem 1. Akt der Oper »Tosca« ein wenig zu laut ein, also stehe ich kurz auf und reduziere rasch die Lautstärke. Dann sitzen wir wieder beieinander und hören zu.

Als ich meine Hände auf dem Tisch verschränkt halte, tut er es mir nach einer Weile nach. Ich schaue meist zu ihm oder geradeaus aus dem Fenster; Herr Stetter blickt nach unten oder zu mir. Wenn er zu mir rüberschaut, ist mein Blick auch da, um ihm Resonanz zu geben. Beim Crescendo zum musikalischen und textlichen Höhepunkt »Il mio solo pensiero, Tosca, sei tu!« (»Mein Gedanke bist nur du, Tosca, nur du!«) bewege ich in einer kurzen mitgehenden Geste Hände und Oberkörper, Herr Stetter bemerkt es und blickt wieder mit einem ganz leichten Lächeln zu mir.

Die Arie endet und bei den letzten Takten flüstert er noch einmal: »Tosca«. Ich bestätige das Erlebte lächelnd und wiederhole leise: »Tosca«

Die nächsten gemeinsamen Hörstunden scheint Herr Stetter Herr Stetter ebenfalls sichtlich zu genießen, selbst wenn er immer wieder aufs Neue dazu animiert werden muss. Für gewöhnlich lehnt er sich im Sessel zurück und lauscht genüsslich und konzentriert seinen Lieblingsmelodien. Des Öfteren stößt seine Ehefrau hinzu, sodass zuweilen ein intensiver, von Gefühlsäußerungen begleiteter Blickaustausch zwischen den beiden entsteht. Das Opernrepertoire wird durch die Musiktherapeutin nach und nach erweitert. Zudem beobachtet sie, dass Herr Stetter sich während des Musikhörens kommunikativ etwas öffnet, nicht nur auf Fragen antwortet, sondern sogar von sich aus Fragen stellt oder Bemerkungen macht:

Eine Arie aus »La Bohème« ist verklungen. Herr Stetter wiegt sich noch leicht mit dem Oberkörper, schaut mich an und nickt: »Das war schön. Schöne Musik. Schöne Stimme, wer singt das?«

Denkbare Zielsetzungen des Einsatzes von Musik zu Gemeinschafts- und Kommunikationszwecken:

- Stabilisierung des emotionalen Gleichgewichts
- Stärkung zwischenmenschlicher Beziehungen
- Stressreduktion (durch Schaffung einer ruhigen, entspannten und vertrauensvollen Atmosphäre)
- Erleben von Gemeinschaft, sozialer Zugehörigkeit und Teilhabe
- Verbesserung des allgemeinen Wohlbefindens und der subjektiven Lebensqualität

Tipp: Durch Musik können Sie für sich und Ihren Angehörigen mit Demenz beglückende Gemeinschaftserlebnisse schaffen. Dabei ist es zweitrangig, ob man singt, musiziert oder (nur) Musik hört. Das einzig Wichtige ist, dass man es gemeinsam macht. Zwischenmenschliche Interaktionen wie Blickaustausch, bestätigende Gesten sowie mimische und verbale Äußerungen entstehen währenddessen auf ganz natürliche Weise. Das emotionale Musikerlebnis wird (mit-)geteilt und vom Gegenüber bestärkend gespiegelt.

Literatur

Auch-Johannes I (2020) Klangbrücken. Beziehungsentwicklung bei Menschen mit Demenz und ihren pflegenden Angehörigen durch ambulante Musiktherapie.

Dissertation. (https://ediss.sub.uni-hamburg.de/handle/ediss/8642, Zugriff am 08.10.2024).

8 Kunst bei Demenz im Versorgungsalltag: Lernen von den Profis

8.1 Aus der Perspektive der künstlerischen Geragogik

Das Besondere an künstlerisch-kreativen Arbeitsprozessen ist, dass sie Erfahrungs- und Erinnerungsräume eröffnen können. Künstlerisches Schaffen ist somit eine Sprache, die Fantasie anregt und »Reibungsflächen« zur Auseinandersetzung mit inneren Konflikten und der Wirklichkeit zulässt (vgl. Peez 2022, S. 149). Jeder Impuls und jede situative Gegebenheit können als Herausforderung und Chance zugleich verstanden werden. Wenn es z. B. nicht mehr geht, eine Schere zum Schneiden von Papier zu nutzen, könnten stattdessen Schnipsel gerissen werden. Ansprüche auf Perfektion sollten möglichst gesenkt werden. Die in ▶ Kap. 8.2 beschriebenen Fallgeschichten sind somit als Ausgangspunkte zu sehen, deren Ideeninput – ausgehend von der eigenen Betreuungssituation oder Problemstellung – selbstständig erweitert und weiterentwickelt werden kann und soll.

Tipp: Betreuende sind die Alltagsexperten für ihre Menschen mit Demenz und haben vermutlich die innigste und persönlichste Beziehung zu der gepflegten Person. Fühlen Sie sich frei, die Rahmenbedingungen, die Sie in den Fallgeschichten entdecken, nach Ihrem Ermessen zu verändern, um diese in Ihre eigenen Versorgungsroutinen zu integrieren.

Während des künstlerischen Arbeitens können Situationen entstehen oder Verhaltensweisen auftreten, mit denen man selbst vielleicht in einer anderen Weise umgehen würde. Schnell ist man geneigt, zu sehr an einem Demonstrationsbeispiel zu »kleben«. Sogar scheinbare »Missgeschicke« lassen sich als Teil der künstlerischen Praxis auffassen und entsprechend einbinden. Solche unerwarteten Wendungen lenken den künstlerischen Prozess lediglich in eine andere Richtung und sind per se nicht falsch. Kippt beispielweise eine Tasse Kaffee oder das Wasserglas zum Pinselauswaschen um, saugt sich unter Umständen das daneben liegende Papier voll und es entstehen dabei interessante Muster. Oder man benutzt eine Küchenrolle zum Aufwischen der verschütteten Flüssigkeit und gibt anschließend dem entstehenden Flecken mittels eines dunklen Fineliners eine Struktur: So bekommt der Fleck plötzlich ein Gesicht, dazu noch Arme und Beine (▶ Abb. 13).

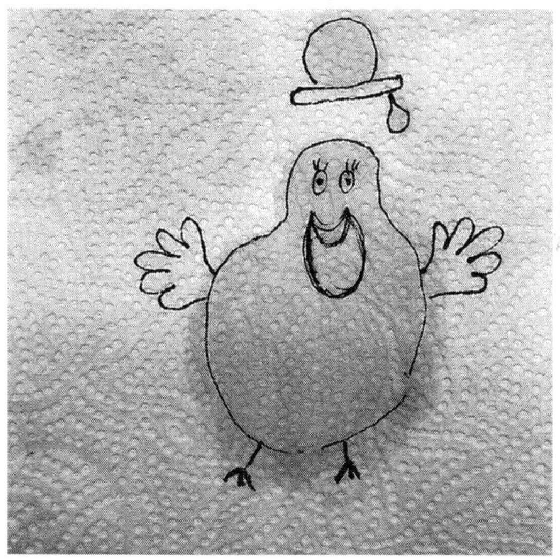

Abb. 13: Der Kaffeefleck bekommt eine Gestalt (Foto: Claudia Gaida)

Die größte Schwierigkeit aufseiten der Angehörigen ist zumeist, sich auf eine zufällige künstlerische Aktion einzulassen. Wenn man jedoch akzeptiert, dass es keine korrekte Weise gibt, wie später vorgestellte Kunstpraktiken auszuführen sind, kann die Arbeitsweise wie ein Kontinuum funktionieren. Der Input der Person mit Demenz bildet den jeweils nächsten Schritt, welcher die künstlerische Betätigung lenkt und erst in der Rückschau zu einer kompletten (gemeinsamen) Erzählung werden lässt.

Bei der praktischen Kunstausübung mit demenzbetroffenen Menschen bekommt man einzigartige Gelegenheiten, eigene Erwartungshaltungen und Sichtweisen durch oft unvorhersagbare Reaktionen und Handlungen des erkrankten Gegenübers zu erweitern oder sogar neu zu denken. Manchmal kann es sogar überaus ratsam sein, sich ein wenig zurückzuhalten und einfach überraschen und inspirieren zu lassen.

Tipp: Es mag zunächst wie ein Widerspruch klingen, doch künstlerisch tätig sein bedeutet, wiederholt Erfahrungen neu zu machen: Trotz identischer Ausgangslage kann das jeweilige kreative Vorgehen komplett unterschiedlich sein. Nutzen Sie die Variation! Lassen Sie sich nicht frustrieren, wenn es anders läuft als beim letzten Mal. Es ist trotzdem ein künstlerischer Schaffensprozess. Seien Sie neugierig, was passiert!

Es kann darüber hinaus hilfreich sein, die eigene Grundhaltung in Bezug auf künstlerische Aktivitäten in den Blick zu nehmen und sich von folgenden Perspektiven leiten zu lassen:

- Grundsätzlich sind keine kunstbezogenen Vorkenntnisse oder Vorerfahrungen notwendig.
- Die vorgeschlagenen Techniken und Materialien sind als kreative Anstöße zu verstehen, d. h. sie sind individuell veränderbar und durch eigene Ideen zu ergänzen.
- Das gemeinsame Kunstschaffen lässt sich als Beziehungsarbeit und sprachergänzende (nonverbale) Ausdrucksmöglichkeit auffassen.
- Künstlerisches Arbeiten kann als besondere Reaktion auf und alternativer Umgang mit alltäglichen demenzbedingten Herausforderungen (z. B. Unruhe, Apathie, Unsicherheit oder depressiven Verstimmungen) interpretiert werden und zur subjektiven Entlastung und Stärkung der

Resilienz, d. h. der psychischen Widerstands- und Anpassungsfähigkeit in Krisensituationen, der Betreuenden beitragen.

Im Weiteren finden sich einige Anregungen oder Vorschläge zur Vorbereitung der kreativen Arbeit mit demenzbetroffenen Menschen (vgl. von Spiegel 2021):

- Beginnen Sie das Künstlerisch-tätig-werden damit, Ihrem Menschen mit Demenz das Vorhaben in einfachen, klar strukturierten Sätzen zu erklären. Lassen Sie ihn stets an Ihren Gedanken und Überlegungen teilhaben. Trotz mehr oder minder ausgeprägter Probleme in der sprachlichen Kommunikation dient dieses Verbalisieren auch für Sie selbst als Handlungsorientierung und fügt dem Ganzen ein zusätzlich ordnendes Element hinzu.
- Suchen Sie einen passenden Ort für die gemeinschaftliche Kreativarbeit aus und achten Sie darauf, dass es dort genug Tageslicht gibt bzw. ausreichend künstliche Leuchtquellen vorhanden sind. Wenn eine Staffelei aufgestellt werden soll, darf diese zu keiner Stolperfalle werden. Alternativ bieten sich Tischstaffeleien an, die im Sitzen benutzt werden können.
- Sorgen Sie für eine angenehme Arbeitsatmosphäre und etablieren Sie die Kunststunde als festes wiederkehrendes Ritual. Eine persönliche Einbettung, die allen Beteiligten Freude bereitet (z. B. Kaffee und Kuchen zu Beginn), könnte dabei hilfreich sein, um Orientierung zu erleichtern und eine positive Grundstimmung zu schaffen.
- Begrenzen Sie die Materialauswahl, da eine zu große Vielfalt schnell zu Überforderung des Menschen mit Demenz führen kann. Eine Entscheidung zwischen zwei zur Verfügung gestellten Materialien genügt in der Regel völlig.
- Suchen Sie, wenn sich eine solche Gelegenheit bietet, nach speziellen Vorhaben oder besonderen Anlässen für die künstlerische Praxis, z. B. Basteln von Weihnachtskarten oder Geburtstagsgeschenken. Auch der Beginn einer neuen Jahreszeit, gemeinsame Reisen, familiäre Festivitäten und ähnliches können thematisch aufgegriffen werden.
- Machen Sie das Werk »sichtbar«: Hierfür können Sie z. B. einen passenden Rahmen aus vier Holzleisten zusammenbauen oder einen kau-

fen. (Und setzen Sie sich nicht unter Druck: Ein gekauftes Exemplar ist ebenso gut wie ein selbstgemachtes). Vielleicht haben Sie sogar alte Wechselrahmen zu Hause – nehmen Sie dann einfach die Rückwand und die Scheibe heraus. Beim Betrachten der Ergebnisse künstlerischer Arbeit können Sie solch eine Einfassung immer wieder an das jeweilige Werk anlegen, um es entsprechend zu würdigen. Wenn Sie mehrere Rahmen in unterschiedlicher Größe haben, können Sie jedes Mal andere Ausschnitte wählen und so die Perspektive verändern.

- Schaffen Sie gemeinsame Erinnerungen: Die entstandenen Kunstwerke können in der Wohnung dauerhaft aufgehängt oder aufgestellt werden. Ausgesprochen geeignet sind dafür Orte und Plätze, an denen man sich häufig aufhält oder länger verweilt, z. B. über dem Esstisch oder gegenüber der Couch im Wohnzimmer. Solche klar sichtbaren Erinnerungsgesten drücken Wertschätzung gegenüber dem Geschaffenen aus und können sich positiv auf das Selbstwertgefühl der Menschen mit Demenz auswirken.

8.2 Fallgeschichten zum kunstbasierten Umgang bei Demenz

Die fünf Fallgeschichten in diesem Kapitel beginnen jeweils mit einer Situationsbeschreibung zu den jeweiligen demenzbegleitenden psychischen oder Verhaltensproblematiken und erläutern anschließend die Zielsetzungen der künstlerischen Methode sowie wichtige Schritte zur Realisierung der gemeinsamen kreativen Aktivität.

Innere Anspannung und Unruhe

Fallgeschichte: Kreatives Lauschen

Frau Gruber ist an Demenz erkrankt und lebt allein in ihrer Wohnung. Die 77-Jährige befindet sich noch im Anfangsstadium der Erkrankung und registriert deutlich, dass es in ihrem Alltag zu mehr und mehr Kompetenzverlusten kommt. Ihr Sohn besucht sie regelmäßig und versucht so gut es geht, die Eigenständigkeit seiner Mutter zu unterstützen. Er merkt jedoch, dass sie oftmals ziemlich angespannt und unruhig ist, weil permanent die Sorge im Raum steht, etwas zu vergessen, einer Unterhaltung nicht korrekt folgen zu können oder Dinge falsch zu verstehen. Daraufhin recherchiert der Sohn im Internet, ob es irgendwelche Möglichkeiten gibt, auf unkomplizierte Weise zur emotionalen Entspannung der Mutter beizutragen, und stößt auf die Homepage einer Kunstgeragogin, einer Kunstpädagogin also, die mit älteren Menschen arbeitet; zudem hat sie einen Schwerpunkt auf kognitiven Einschränkungen im Alter. Im Blog auf ihrer Homepage berichtet die Expertin detailliert von ihren geragogischen Erfahrungen und Erfolgen. Zwar hatte Frau Gruber nie ein sonderlich ausgeprägtes Interesse an Kunst, doch kritzelt sie gern mal etwas nebenbei mit einem Bleistift oder Kugelschreiber, z. B. wenn sie telefoniert oder etwas im Radio hört. Dem Sohn ist auch nicht entgangen, dass dieses Zeichnen bei ihr gelegentlich wie ein Ventil funktionieren kann, um emotional Angestautes herauszulassen.

Als er wieder einmal seine Mutter in außerordentlich aufgeregter Stimmung antrifft, versucht Herr Gruber, einen der Ratschläge der Kunstgeragogin anzuwenden: Zunächst sorgt er für eine ruhige Atmosphäre, indem er den Fernseher und alles andere, was zeitgleich Aufmerksamkeit einfordern und ablenken könnte (z. B. das Handy), ausmacht. Dann setzt er sich gemeinsam mit seiner Mutter an den großen Esstisch und bittet sie, die Augen zu schließen und tief ein- und auszuatmen. Gemeinsam lauschen die beiden so einige Minuten lang der Stille. Anschließend öffnet der Sohn ein Fenster, lässt Außengeräusche herein, und beide überlegen zusammen, welche Geräusche zu hören sind. Die Konzentration auf diese eine Sache gelingt Frau Gruber

> sehr gut und sie kommt sichtlich etwas zur Ruhe. Er schlägt seiner Mutter vor, das, was sie hört, mit bunten Stiften, die er zuvor bereitgelegt hat, zu zeichnen. Und so beginnt Frau Gruber, die durch das Fenster dringenden Geräusche auf einem Blatt Papier in farbige Linien und Muster zu übersetzen. Ihr Sohn steigt mit ein und gemeinsam arbeiten sie gedankenverloren an ihrem »Ohrenkunstwerk für die Augen«.

Ein großer Vorteil dieser künstlerischen Aktivität ist, dass sie vom Zugang ganz niedrigschwellig und quasi universell einsetzbar ist (vgl. Dartsch et al. 2018): Ein Raum mit einem Fenster ist schnell gefunden. Und wenn man dieses Malen nach Gehör ausprobiert, sind solche oder ähnliche Fragen an sich selbst und den Menschen mit Demenz denkbar: Ist Vogelgezwitscher oder das Rauschen der Blätter zu hören? Regnet es gerade und fallen die Regentropfen unterschiedlich laut? Ist da ein Kinderlachen oder bellt irgendwo ein Hund? Je nachdem, ob man in der Stadt oder auf dem Land ist, kann sich eine ganz andere Geräuschkulisse bieten. Zusätzlich lässt sich die Szenerie variieren, indem man z. B. mehrere Fenster nacheinander öffnet. Die Geräusche können zum gemeinsamen Nachdenken, Erinnern und Träumen einladen (vgl. Peez 2022). Zum Übertragen des Gehörten in eine bildhafte Form bietet sich eine Fülle an künstlerischen Materialvariationen an, vom Zeichnen mit Bunt- und Filzstiften über Malen mit Wasserfarben bis hin zum Ausreißen oder Ausschneiden von Papierformen. Letztere lassen sich z. B. durch Einkleben wieder in einen Farbkontext integrieren. Durch Handbewegungen, Gesten, Farben und Pinselstriche eröffnen sich zudem sprachergänzende und alternative Ausdrucksräume (vgl. Kämpf-Jensen 2021; Peez 2022). Ob man das Resultat als ästhetisch schön bewertet, ist letztlich Nebensache, da hier vor allem der Schaffensprozess im Mittelpunkt steht: »Freiheit in der Gestaltung bedeutet, dass jede bildnerische Aktivität willkommen ist und eine große Spannweite an Bildern entstehen kann. Es gibt kein ›richtig‹ oder ›falsch‹; die Gestaltungen haben alle ihre Berechtigung und sind vordringlich der individuelle Ausdruck der gestaltenden Person.« (Kux 2022, S. 9)

Tipp: Probieren Sie einmal das Zeichnen oder Malen zu ausgewählter Musik aus: Am besten eignen sich dafür biografisch bedeutsame und/ oder emotional besetzte Stücke, also z. B. frühere Lieblingslieder Ihres Menschen mit Demenz.

Denkbare Zielsetzungen und Wirkungen des Einsatzes von Kunst bei innerer Anspannung und Unruhe:

- Emotionsregulation: Milderung intensiver Gefühlszustände und Stabilisierung des emotionalen Gleichgewichts
- Ablenkung und Umlenkung der Aufmerksamkeit (vom angespannten Verhalten auf positiv besetzte Handlungen)
- Aktivierung der auditiven Wahrnehmung
- Training kognitiver und motorischer Fähigkeiten
- Stressreduktion (durch Schaffung einer ruhigen und vertrauensvollen Atmosphäre)
- Förderung sozialer Interaktionen (z. B. durch gemeinsames Hören und Malen sowie den verbalen bzw. nonverbalen Austausch über Geräusche und Bilder)
- Vermittlung struktureller Sicherheit (u. a. Gefühle von Rückhalt und Unterstützung)
- Verbesserung des allgemeinen Wohlbefindens und der subjektiven Lebensqualität

Impulse zur Vorbereitung und Durchführung:

- Herstellung einer stillen Umgebung: Haben Sie alle ablenkenden und potenziell störenden Geräuschquellen wie Radio, Fernseher, Handy etc. ausgeschaltet?
- Neben Zeichenpapier und Bunt- und/oder Filzstiften könnten Sie auch noch eine App bzw. Webseite zur Identifikation von Vogelstimmen nutzen.

- Als Variante zu Außengeräuschen sind Naturlaute von einer entsprechenden CD oder von YouTube ebenfalls gut geeignet (z. B. Walgesänge, Klänge des Waldes, Meeresrauschen).

Tipp: In Bastelläden finden Sie stärkeres Papier in Postkartenformat, z. B. DIN A6, oder bereits vorgefertigte Postkarten. Wenn Sie die gehörten Geräusche auf eine solche Postkarte malerisch übertragen, lassen sich die Zeichnungen als persönliche Grußkarten an Freunde und Verwandte nutzen.

Eingeschränkte Verbalkommunikation und Beziehungsprobleme

Fallgeschichte: Ausdruck jenseits der Worte

Als Folge der Demenzerkrankung sind die kommunikativen Fähigkeiten von Herrn Nowak stark beeinträchtigt. So fällt es ihm besonders schwer, verbal formulierte Anweisungen zu verstehen und auszuführen. Aus diesem Grund versuchen seine beiden Töchter, dem 67-Jährigen möglichst viel abzunehmen, was manchmal zu Bevormundung und paternalistischem Verhalten führt. Ob bei der Kleiderwahl, Essenspräferenzen oder Freizeitaktivitäten, die Entscheidung darüber treffen üblicherweise die Töchter, gerade wenn es ihnen nicht schnell genug geht. Eigentlich könnte Herr Nowak durchaus noch eigenständig entscheiden, was er möchte, wenn er nur genügend Zeit und Ruhe hätte. Und so führen diese zwar gutgemeinten Hilfestellungen bei ihm zu schwindendem Selbstwertgefühl und wachsenden Frustrationen. Daher zieht er sich weiter zurück, was sich in seiner stetig nachlassenden Kommunikation widerspiegelt.

Die Töchter fühlen sich zunehmend unsicher, was den Umgang mit ihrem Vater angeht. Vor allem stellt sich für sie die Frage, wie sie den Erkrankten in seinem Alltag unterstützen und fördern können, ohne ihn zu überfordern. Um ein wenig mehr über nutzbare Potenziale ihres Vaters zu erfahren, konsultieren die beiden schließlich eine erfahrene

Gerontopsychologin und Kunsttherapeutin. Bei ihr lernen sie, dass künstlerisch-kreative Prozesse sehr gut geeignet sind, um Gefühle jeglicher Art zu kanalisieren und auszudrücken, insbesondere, wenn man es sprachlich nicht mehr kann. Künstlerische Entscheidungen können aktiv und eigeninitiativ getroffen werden und sich sogar, wenn scheinbar etwas nicht geht oder nicht klappt, alternative Wege finden, die zu einem befriedigenden Resultat führen. Zudem bedarf es kaum Anweisungen – viele Kunstmaterialien machen direkt Lust, kreativ zu werden. Die Selbstbestimmung und Autonomie, die man bei der künstlerischen Betätigung erfährt, wirken sich zugleich positiv auf die subjektive Selbstwirksamkeit, also das Gefühl für eigene Fähigkeiten und Ressourcen, aus. Die Kunsttherapeutin probiert in den nächsten Tagen mehrere kunstbasierte Interaktionen mit Herrn Nowak aus und nach jeder kreativen Arbeitsphase macht er einen zwar ein wenig erschöpften, doch höchst zufriedenen Eindruck.

Peez (2022, S. 87) beschreibt kreative Prozesse als Möglichkeit, dass die eigene Innenwelt »im selbst geschaffenen Objekt Teil der neuen Außenwelt« und dadurch »kaum Fassbares nun fassbar« wird. Nachfolgend werden einige mit Menschen mit Demenz erfolgreich erprobte Kreativideen als Anleitungen zur Anregung künstlerischen Schaffens skizziert.

Dreidimensionale Objekte formen

Zum plastischen Gestalten können Sie formbare Materialien wie Ton oder Knetmasse (Plastilin) verwenden. Sie lassen sich gut mit den Händen verarbeiten und laden unmittelbar ein, dreidimensional zu gestalten. Auch Salzteig ist wunderbar zum Modellieren geeignet (Rezepte und Videoanleitungen zu dessen Herstellung finden Sie leicht im Internet, z. B.: https://www.smarticular.net/salzteig-herstellen-trocknen-backen-und-bemalen/). Legen Sie am besten eine handgroße Menge des jeweiligen Materials aus und schauen erst einmal zu, wie dieses angenommen wird. Falls bei der demenzbetroffenen Person zunächst gewisse Hemmnisse bestehen sollten, könnten Sie die Initiative übernehmen und mit dem Kneten beginnen. Oder Sie formulieren eine biografisch orientierten Kunstaufgabe, wie z. B.:

»Lass uns gemeinsam ein Spielzeug gestalten, mit dem du als Kind gespielt hast.« Natürlich können in ähnlicher Weise beliebige individuell bedeutsame Objekte modelliert werden genauso wie Menschen, Tiere oder Gesichter. Der Fantasie sind hier keine Grenzen gesetzt!

Gewöhnliche Kernseife, die man in jeder Drogerieabteilung bekommt, wäre eine weitere Alternative zum figürlichen Arbeiten. Sie reagiert gut auf Wärme und Wasser und lässt sich dann leicht verkneten, verformen oder z. B. mit einem Schälmesser bearbeiten (▶ Abb. 14).

Benötigtes Material: Ton (oder Knetmasse, Salzteig, Kernseife), Wasser, kleines Küchen- oder Schälmesser

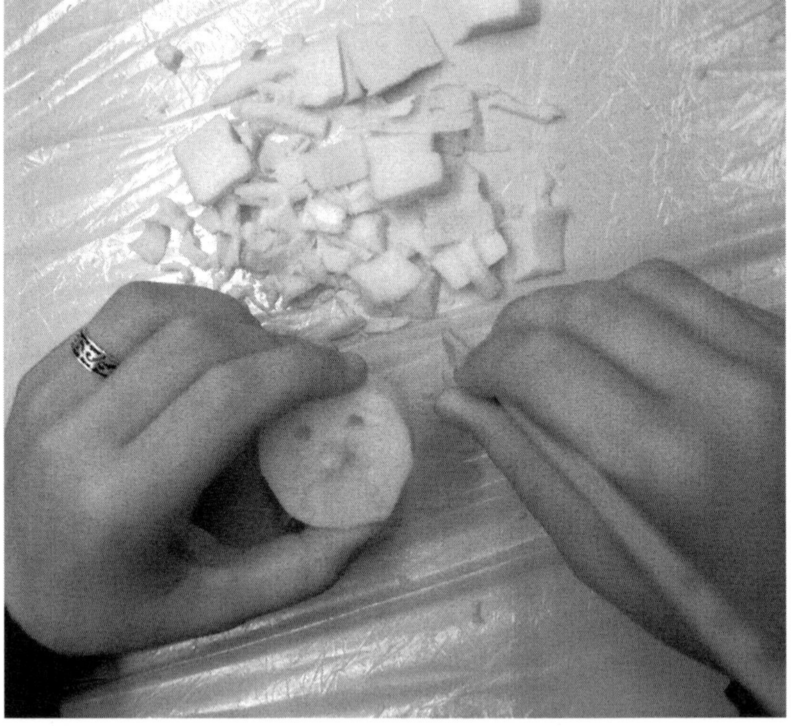

Abb. 14: Kernseife wird mit einem Schälmesser gestaltet (Foto: Claudia Gaida)

Malfarben selbst herstellen

Farben für eine gemeinsame Malstunde kann man im Bastel- oder Künstlerbedarf kaufen, jedoch auch selbstständig herstellen. Letzteres ist für sich genommen schon ein kreativer Prozess, der mindestens so viel Spaß machen kann wie das eigentliche Malen. Sie brauchen dafür lediglich handelsübliche Eier, deren Eigelb (mit oder ohne Eiweiß) Sie in einer Schüssel unter Zugabe von Wasser zu einer homogenen Masse verrühren sollten. Auch die passenden Farbpigmente finden Sie bestimmt in der Küche, denn hier gibt es zahlreiche Gewürzpulver und Gemüsesorten, mit denen man brillante Farben herstellen kann: Ob Paprika-, Kurkuma- oder Zimtpulver, rote Beete, gekochter Blau- oder Rotkohl – mischen Sie das Gewürzpulver bzw. das Wasser vom abgekochten Gemüse auf einem kleinen Teller mit Ihrer Eiemulsion und fertig sind die Farben, mit denen anschließend gearbeitet werden kann. Dabei können Sie mit unterschiedlichen Pigmenten, die man auch in fertiger Form erwerben kann, experimentieren: So erhält man beispielsweise durch das Mischen von Blaukohl und Kurkuma grüne Farbtöne. Wenn Sie noch einen halben Löffel Backpulver oder Natron hinzugeben, können Sie die Farben variieren und gewinnen damit ein größeres Farbspektrum (z. B. Hoppe 2005).

Benötigtes Material: Eier, Paprikapulver (und/oder Kurkuma-, Zimtpulver etc.), rote Beete (und/oder Rotkohl, Blaukohl), Backpulver (oder Natron)

Das Nützliche mit dem Kreativen verbinden

Gehen Sie gemeinsam einkaufen und halten Sie in den Supermarktregalen Ausschau nach Produkten in unterschiedlichen geometrischen Formen, die man als Materialien zur künstlerischen Betätigung verwenden könnte. So lassen sich aus quadratischen Verpackungen von Teebeuteln z. B. Häuser, Tannenbäume (▶ Abb. 15) und roboterartige Menschen gestalten. Die Teebeutel können auf einem Blatt Papier zu beliebigen Formen ausgelegt und mit Kleber fixiert werden (vgl. Kämpf-Jansen 2021 und Peez 2022).

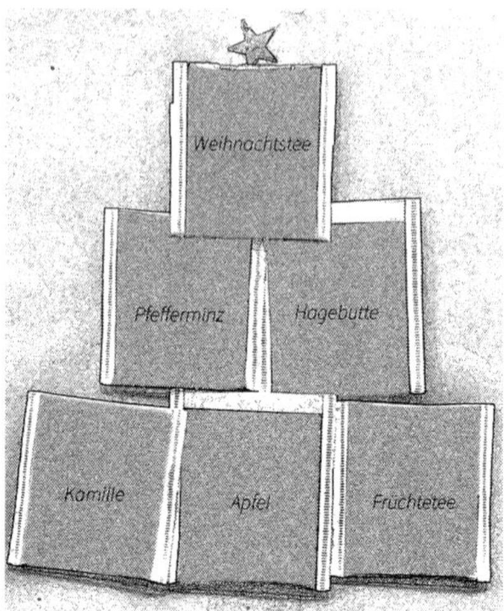

Abb. 15: Ein Weihnachtsbaum aus Teebeutelverpackungen

Ein Missgeschick nimmt Formen an

Ist dem Menschen mit Demenz eine Tasse Tee oder Kaffee umgekippt und ist auf der Tischdecke ein Fleck entstanden? Verwandeln Sie diesen kleinen Fauxpas gemeinsam in einen kreativen Arbeitsprozess (nach Peez 2022): Drücken Sie den Fleck zunächst auf ein Blatt Krepppapier, ein Stück Küchenrolle oder eine Papierserviette ab. Anschließend kann man die Konturen des Fleckabdrucks mit einem Filzstift oder Marker nachziehen und – der Fantasie freien Lauf lassend – nach Belieben Details ergänzen. Ein paar Augen, Mund und Nase und schon ist aus dem Fleck ein Gesicht geworden (▶ Abb. 13). Oder ein Stiel mit Blatt und ein Loch und schon schaut ein kleiner Wurm aus einem Apfel heraus (▶ Abb. 16).

Benötigtes Material: Papier mit geriffelter Oberfläche (Krepppapier, Küchenrolle, Papierservietten), Filzstifte (und/oder Marker, Kugelschreiber, Buntstifte, Stoffmalstifte (mit Stoffmalstiften lässt es sich besonders gut auf geriffeltem Papier zeichnen))

Denkbare Zielsetzungen und Wirkungen des Einsatzes von Kunst bei eingeschränkter Verbalkommunikation und Beziehungsproblemen:

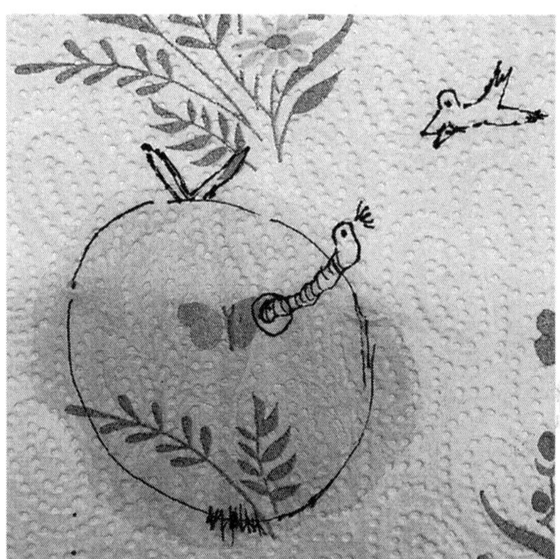

Abb. 16: Aus einem Kaffeefleck wird ein Apfel (Foto: Claudia Gaida)

- Aufbau alternativer (nonverbaler) Kommunikationskanäle
- Ausdrücken von Emotionen auf kunstbasierte Weise
- Aktivierung vorhandener Ressourcen (u. a. durch kognitive Aktivierung, Training der Motorik etc.)
- Förderung sozialer Interaktionen (durch gemeinsame Kreativarbeit und den Austausch darüber)
- Erleben von Gemeinschaft, sozialer Zugehörigkeit und Teilhabe
- Stärkung der Beziehung und der Selbstwirksamkeit
- Verbesserung des allgemeinen Wohlbefindens und der subjektiven Lebensqualität

Impulse zur Vorbereitung und Durchführung:

- Der künstlerische Arbeitsplatz sollte bequem, aber auch funktional und nicht überladen sein: Verzichten Sie auf unnötig ablenkende Gegenstände. Ein ausreichend großer Tisch, ein Stuhl, auf dem man aufrecht sitzen kann (kein Sofa oder Sessel!), und ggf. noch eine Stand- oder

Tischstaffelei samt Malutensilien tragen zu einer konzentrierten Haltung bei.

- Decken Sie den Tisch mit Zeitungspapier oder Folie ab. Wenn gemalt werden soll, können Sie das Blatt Papier bzw. die jeweilige Malunterlage mit Klebe- oder Kreppband fixieren. Letzteres hätte den Vorteil, dass es sich wieder spurlos entfernen lässt.
- Getränke und Snacks sollten in sicherer Entfernung zum Arbeitsplatz platziert werden, damit es zu keiner Kontamination durch Farbe kommt. Als Wasserbehälter für die Malerei sollte ein extra dafür angeschafftes Gefäß verwendet werden und kein Glas, aus dem für gewöhnlich getrunken wird.

Aufgeregtes und aggressives Verhalten

Fallgeschichte: Lieblingsfilm zur Entspannung

Herr Canto ist 68 Jahre alt, hat seit fünf Jahren eine Demenzdiagnose und wird hauptsächlich von seiner Ehefrau häuslich versorgt. In letzter Zeit führt jedoch alles, was ihn seine Defizite spüren lässt, bei Herrn Canto zu starker Unruhe und teils sogar aggressiven Reaktionen. Wenn ihm etwas nicht mehr gelingt, er mal wieder etwas vergessen hat oder sich an einem Gespräch nicht richtig beteiligen kann, ist er in höchstem Maße aufgebracht und kaum zu beruhigen. Frau Canto versucht in solchen Momenten, an alte Gewohnheiten anzuknüpfen, die bei ihm mit einem Gefühl von Entspannung und Wohlbefinden verbunden waren. Dazu gehört bei Herrn Canto das Fernsehen. In seiner Jugend war er ein wahrer Cineast und kannte sich sehr gut mit Filmen aus. Besonders die alten Klassiker hatten es ihm angetan. Nun kann er sich zwar kaum an die Filme von früher erinnern und meist auch der Handlung nicht mehr folgen, doch schaut er immer noch leidenschaftlich gern fern. Normalerweise bietet Frau Canto ihm zwei Filme zur Auswahl an, da eine größere Bandbreite ihren Mann schnell überfordern würde, und lässt ihm genügend Zeit, sich – in der Regel anhand der Coverbilder – zu entscheiden. Herr Canto taucht normalerweise augenblicklich in die Welt seiner geliebten Abenteuer- und Kostümfilme ein, sodass die den Unmut auslösende Situation schnell vergessen ist.

Neben Lieblingsfilmen aus der Jugendzeit könnten auch Stummfilme der 1920er und beginnenden 1930er Jahre ein für Menschen mit Demenz geeignetes Filmformat darstellen. Für heutige Augen wirken die in diesen Filmen stark übersteigerte Mimik und Gestik der Schauspieler eher befremdlich und unfreiwillig komisch, doch demenzbetroffenen Menschen hilft diese visuelle Zuspitzung der Emotionen, die Intentionen der Figuren besser zu verstehen. Da gesprochene Sprache im Stummfilm keine Rolle spielt, wird der ganze Körper der Schauspieler zur Sprache und die Kommunikation verlagert sich komplett auf eine nonverbale Ebene. Dadurch bietet sich beim gemeinsamen Schauen die Gelegenheit, den Schauspielern eigene Worte in den Mund zu legen. Hierzu könnte man die jeweilige Szene kurz anhalten und mit anleitenden Fragen wie z. B. »Die Personen scheinen sich gerade ziemlich zu ärgern … Was sie wohl sagen werden?« die »fehlenden« Dialoge spielerisch ergänzen. Wenn die verbalen Fähigkeiten des Menschen mit Demenz für solche Aufgaben nicht mehr ausreichen, lassen sich alternativ die im Film überzogen dargestellten emotionalen Zustände gut zusammen nachspielen. Das karikierende Grimassieren kann als unbeschwerter Zeitvertreib für Erheiterung und Entspannung sorgen.

Denkbare Zielsetzungen und Wirkungen des Einsatzes von Filmen bei aufgeregtem und/oder aggressivem Verhalten:

- Beruhigung, Entspannung und emotionale Stabilisierung
- Ablenkung und Umlenkung der Aufmerksamkeit (vom aggressiven Verhalten auf positiv besetzte Handlungen)
- Stressreduktion (durch Schaffung einer ruhigen und vertrauensvollen Atmosphäre)
- Förderung verbaler und nonverbaler Kommunikation
- Verbesserung des allgemeinen Wohlbefindens und der subjektiven Lebensqualität

Benötigtes Material: DVDs oder Blu-rays bekannter Stummfilme von Charly Chaplin, Buster Keaton, Laurel & Hardy etc. sowie biografisch relevanter Filme und Serien z. B. der 1950er, 1960er oder 1970er Jahre, DVD- bzw. Blu-ray-Player

Tipp: Viele Filmklassiker sind auch auf Online-Plattformen oder in Mediatheken verfügbar, teilweise sogar kostenfrei. Mit ein wenig Recherche können Sie sich so eine kleine Videothek mit den Lieblingsfilmen Ihres Menschen mit Demenz zusammenstellen.

Agitation und depressive Verstimmung

Fallgeschichte: Spaziergang durch Erinnerungen

Kaum hat sich Frau Spengler hingesetzt, schon springt sie wieder auf. Schier rastlos läuft sie von Zimmer zu Zimmer und kommt gar nicht zur Ruhe. Fast wirkt es, als trieben die 85-Jährige irgendwelche unerledigten Aufgaben um. Diese Agitiertheit hat sich im Laufe der Demenzerkrankung weiter verfestigt und Frau Spengler kann nicht mehr richtig in Worte fassen, wie es ihr gerade geht. Ihr Mann merkt indes deutlich, dass sie vom ständigen Umherlaufen stets ziemlich erschöpft ist und insgesamt unglücklich wirkt. Bei Mahlzeiten oder wenn er sich zu ihr gesellt und ihre Hand streichelt, kann Frau Spengler jedoch durchaus ruhig sitzen bleiben. Unmittelbare Zuwendung und angenehme Tätigkeiten wie gemeinsames Essen scheinen sie für eine gewisse Zeit zu entspannen. Ansonsten hat sie keinerlei motorische Einschränkungen oder Probleme, mal länger auf den Beinen zu sein.

Auf Anraten einer befreundeten Kunstgeragogin möchte Herr Spengler ausprobieren, dem Bewegungsdrang seiner Frau durch gemeinsame Spaziergänge in der Wohnung zu begegnen. Diese häuslichen Spaziergänge sollen einen besonderen Charakter haben und speziell auf Frau Spenglers Person zugeschnitten sein. Hierfür hat er einige für seine Frau biografisch bedeutsame Objekte (Familienfotos, Schmuckstücke und andere persönliche Gegenstände) deutlich sichtbar in den Zimmern platziert, in der Hoffnung, dass diese Objekte ihre Aufmerksamkeit fesseln und als kleine Ruheoasen, vor denen man sich austauschend verweilen könnte, wirken würden. Da Frau Spengler früher gern Dekoratives aus Papier gebastelt hat, finden sich auch solche Arbeiten darunter. Tatsächlich bleibt sie immer wieder vor einzelnen Gegenständen stehen, nimmt diese in die Hand und betrachtet sie ganz ausgiebig. Jedes entdeckte und als eigen erkannte Objekt scheint sie mit freudiger Zufriedenheit zu erfüllen. Da Herr Spengler ihr bei den Rundgängen nun folgt, bekommen die zuvor ziellosen Wanderungen im spielerischen Entdecken der ausgelegten Gegenstände eine sinnhafte Richtung. Zugleich dienen gerade alte Fotos als konversative Anregungen und wecken verloren geglaubte Erinnerungen. Bereits nach ein paar Tagen werden die Objekt-Spaziergänge zur Routine und Frau Spenglers ungerichtete Unruhe nimmt merklich ab.

Das häusliche Wohnumfeld ist der perfekte Ort für einen kreativen Erinnerungsspaziergang. Feste Rituale wie das »Wiederfinden und Wiedererkennen vertrauter Dinge im Alltag« (Kämpf-Jansen 2021, S. 27), die in Privaträumen mit gewohnten Laufwegen, Möbeln und Einrichtungsgegenständen stattfinden, können die Aufmerksamkeit fokussieren, stimmungsaufhellend wirken und eine agitierte, verwirrte Gemütsverfassung in eine ruhige und ausgeglichene umlenken. Als Stationen bzw. Erinnerungsobjekte ist alles geeignet, was einen persönlichen Bezug hat und freudige Gedächtnisbilder hervorrufen bzw. Anlass für Gespräche sein könnte: Fotografien, Selbstgemaltes oder -gebasteltes, religiöse Artefakte ebenso wie Reisesouvenirs (vgl. Specht-Tomann 2018). Sie können auf Kommoden, Tischen und Wandregalen platziert werden oder über der Tür hängend oder in einer Ecke stehend. Die Zahl der Stationen auf dem Spaziergang kann nach individuellen Gegebenheiten und Bedürfnissen gewählt und angepasst werden. Auch thematisch zusammengestellte Erinnerungsrundgänge sind vorstellbar, bedürfen aber etwas mehr Vorbereitung. Insgesamt lassen sich solche Bräuche gut in alltägliche Versorgungsroutinen einbinden, wobei der jeweilige Anlass der Person mit Demenz jedes Mal vorher kommuniziert werden sollte.

Denkbare Zielsetzungen und Wirkungen kreativer Erinnerungsspaziergänge bei Agitation und depressiver Verstimmung:

- Umlenkung des Bewegungsdrangs in eine sinnhafte Gemeinschaftsaktivität
- Anregung emotionaler Reaktionen (Freude, Interesse, allgemeine Aktivierung)
- Förderung des Kommunikationsverhaltens und sozialer Interaktionen (z. B. durch Austausch über Objekte mit biografischer Bedeutung)
- Stimulation kognitiver Funktionen (durch Aufarbeitung geweckter Gedächtnisinhalte)
- Vermittlung struktureller Sicherheit (durch feste Rituale in vertrauter Umgebung)
- Stärkung der Beziehung zu nahestehenden Bezugspersonen
- Verbesserung des allgemeinen Wohlbefindens und der subjektiven Lebensqualität

Impulse zur Vorbereitung und Durchführung:

- Planen Sie 30 bis 60 Minuten für einen Spaziergang ein.
- Suchen Sie möglichst vielfältige Erinnerungsobjekte (z. B. Fotos, Persönliches und Selbstgemachtes) heraus, die unterschiedliche Lebensstationen Ihres Angehörigen widerspiegeln und positiv assoziiert sind (z. B. Kindheit und Jugend, Beruf, Familie, Hobbys).
- Platzieren Sie die Gegenstände im Haus in abwechslungsreicher Weise, also in verschiedenen Zimmern, auf diversen Möbelstücken und in unterschiedlicher Höhe.

Tipp: Wenn es sich anbietet, stellen Sie Sitzgelegenheiten vor den zu betrachtenden Objekten auf. Achten Sie jedoch drauf, dass dadurch und durch die ausgelegten Gegenstände keine Stolperfallen entstehen. Zur besseren Orientierung können Sie den Spaziergang mit buntem Klebeband oder Klebepunkten in der Wohnung markieren.

Weitere Varianten für emotionsregulierende und auf Erinnerungsarbeit basierende Kreativaktivitäten mit Menschen mit Demenz:

Während eines Spaziergangs im Wald, am Fluss oder in einem Stadtpark können jahreszeitlich typische Naturmaterialien wie interessant geformte

Äste, Baumrinde, Laub und Steinchen gesammelt werden. Selbstverständlich sollten dafür keine Pflanzen und Bäume beschädigt, sondern nur bereits am Boden Liegendes mitgenommen werden. Die gesammelten Naturgaben bieten nicht nur Erzählanlässe zu Jahreszeiten, der Pflanzen- und Tierwelt sowie damit zusammenhängenden biografischen Erlebnissen, sondern können zuhause zu Dekorationszwecken oder für fantasievolle Collagen verwendet werden. Im Internet wie in Büchern finden sich zahlreiche anregende Ideen dafür (z. B. Kurcova 2020; Pedevilla 2021). Natürlich lassen sich auch viele andere Dinge, die man in den eigenen vier Wänden findet (z. B. Fotos, ausgeschnittene Bilder, Stoffreste oder Verpackungen), für solche persönlichen Collagen gebrauchen.

Fotografien berühmter Personen der jüngeren Kultur- und Zeitgeschichte, die den Menschen mit Demenz aus ihrer Kinder- und Jugendzeit bekannt sein dürften (z. B. Elvis Presley, Marilyn Monroe, Queen Elizabeth etc.), können ebenfalls genutzt werden, um biografische Erinnerungen zu aktivieren. Als kreative Aktivität ließe sich beispielsweise ein kopiertes oder ausgedrucktes Portraitfoto der jeweiligen bekannten Persönlichkeit in kleine Einzelstücke zerschneiden, um diese Puzzleteile anschließend wieder zu einem Ganzen zusammenzufügen. Auch Fantasiegesichter-Collagen aus mehreren zerrissenen oder auseinandergeschnittenen Fotos wären denkbar.

Mangelnde Kooperationsbereitschaft und Frustration

Fallgeschichte: Gemeinsame Auszeit im Museum

Nicht nur die typischen Alterserkrankungen wie Bluthochdruck und Diabetes mellitus machen es Herrn Bauer (81 Jahre) zu schaffen. Er hat zudem Demenz im mittelgradigen Stadium und muss öfters ärztliche Termine wahrnehmen. Seine Ehefrau kümmert sich um die komplette terminliche Organisation und begleitet ihn zu allen Arztbesuchen. Vermehrt hat Frau Bauer aber das Gefühl, nur noch in Wartezimmern zu sitzen und Gespräche über Laborergebnisse und Medikamentendosierungen zu führen. Sie merkt, dass sie immer ungeduldiger und schlechter gelaunt wird, da ihr positive Erlebnisse mit ihrem Mann fehlen. Hinzu kommt, dass Herr Bauer sich im Alltag zunehmend weniger kooperativ zeigt, besonders wenn Arzttermine anstehen. Bereits nach den morgendlichen Routinen im Bad, beim Frühstücken und Anziehen ist Frau Bauer meist völlig mit ihren Nerven am Ende, weil ihr Mann jegliche Kooperation bei Hilfestellungen verweigert. Dabei ist er bei fast allen Aufgaben des täglichen Lebens auf fremde Unterstützung angewiesen, was bei den Ehepartnern zu wachsenden Frustrationen führt. Früher hatten die beiden ein sehr aktives soziokulturelles Leben, doch seit der Demenzdiagnose vor sieben Jahren ist dieses komplett zum Erliegen gekommen, da das Hamsterrad der Rundumbetreuung das ganze Leben dominiert.

Nun möchte Frau Bauer wieder einen Ausstellungsbesuch planen, da sie glaubt, dass eine angenehme gemeinsame Freizeitaktivität jenseits des Pflegealltags der Beziehung der beiden positive Impulse geben könnte. Kaum hat sie ihrem Mann den Vorschlag unterbreitet, am Nachmittag »ihr« früheres Lieblingsmuseum zu besuchen, zeigt er sich motiviert und beginnt mit den Worten »Und im Museumscafé gibt's doch den besten Käsekuchen! Lass uns sofort losgehen!«, nach seiner Jacke zu suchen. Frau Bauer ist überrascht von dieser unerwarteten Erinnerung, denn sonst ist seine Gedächtnisleistung bereits stark eingeschränkt. Sie lässt sich von der Begeisterung ihres Mannes anstecken und ist voller Vorfreude auf die Gemälde der von ihr so geliebten Impressionisten.

In den nächsten knapp zwei Stunden im Museum sind die demenzbedingten Probleme des Ehepaars so gut wie vergessen: Die beiden tauchen nach Jahren wieder in die Welt der Kunst ein und tauschen sich angeregt über die ausgestellten Werke aus. Nach dem Museumsausflug wirkt Herr Bauer deutlich entspannter und genießt seinen Käsekuchen. Frau Bauer ist gleichermaßen von positiven Emotionen erfüllt und hat das Gefühl, wieder ein Stück weit am Leben teilzunehmen. In der Folgezeit schafft sie es, die Ausstellungsbesuche regelmäßiger stattfinden zu lassen und schließlich sogar als festen Museumsnachmittag in die wöchentliche Versorgungsroutine zu integrieren.

Das Leben mit einem Menschen mit Demenz besteht nur allzu häufig lediglich aus notwendigen Unterstützungs- und Betreuungsprozeduren, was über kurz oder lang zu Spannungen und Konflikten in den zwischenmenschlichen Beziehungen führen kann. Die Konsequenz sind oft depressive Verstimmungen, sozialer Rückzug und schwindende Lebensqualität auf beiden Seiten (Haberstroh et al. 2016). Kulturelle und soziale Aktivitäten bleiben nach der Diagnose und im Zuge unumgänglicher Versorgungsverpflichtungen meist als Erstes auf der Strecke. Dabei können kleine Reiseausflüge, Konzert- oder Museumsbesuche für eine willkommene Ablenkung vom defizitorientierten Pflegealltag sorgen und einen positiven emotionalen Beitrag leisten. Insbesondere, da viele Kulturinstitutionen heutzutage Angebote explizit für Menschen mit Demenz (mit oder ohne Begleitpersonen) anbieten (vgl. Adams et al. 2022; Schall und Tesky 2016 und ▶ Kap. 6.3).

Bei der Auswahl des kulturellen Ausflugsziels kann es hilfreich sein, sich am Beruf oder früheren Hobbys des Menschen mit Demenz zu orientieren. Je nach biografischem Hintergrund könnten beispielsweise entsprechende Stadt-, Heimat- oder historische Museen aufgesucht werden. Ob nun Interesse an Technik, Naturkunde oder Kunst besteht – für nahezu jeden Bereich findet sich ein passendes Museum. Auch Burgen und Schlösser, schöne Grünanlagen und Parks sind perfekte Ziele für einen kleinen Streifzug, vor allem wenn damit etwas Biografisches verbunden ist. Der visuelle Input kombiniert mit dem Austausch darüber kann das Erinnerungsvermögen anregen und das emotionale Wohlbefinden verbessen. Wiedererkennungsmomente bilden gute Ansätze für eine Konversation und stärken das Vertrauen in eigene Fähigkeiten und somit die Selbstwirksamkeit des Erkrankten. Zugleich kann der Museumsbesuch wie ein Spaziergang funktionieren: Man flaniert und lässt sich einfach treiben, ohne Zeitdruck und ohne den Anspruch, alles sehen zu müssen. Denn hier gilt ebenfalls die »goldene Regel« der Kreativität: Es gibt keinen richtigen oder falschen Spaziergang. Selbst wenn das Museum eine Laufrichtung vorgibt, muss man sich diese Richtung nicht zu eigen machen (nach Peez 2022).

Doch auch zielgerichtete Ausstellungsspaziergänge sind denkbar, indem man z. B. nach Kunstwerken zu einem bestimmten Thema Ausschau hält.

Tipp: Lassen Sie sich im Museum von Ihrem Menschen mit Demenz leiten: Verweilt der Demenzbetroffene vor einem Kunstwerk oder einem Objekt und zeigt Interesse daran, kann daraus eine kommunikative Interaktion erwachsen. Unterstützen und würdigen Sie jede eigenständige Entscheidung und jeden neuen Impuls (nach Herriger 2020). Selbst wenn Ihr Angehöriger zu Bewegungsdrang neigt und zunächst unruhig umherläuft, können Sie versuchen, sich auf diese Situation einzulassen und zu folgen. Erfahrungen zeigen, dass sich üblicherweise doch etwas findet, woran die Aufmerksamkeit haften bleibt und die agitierte Person zur Ruhe kommt.

Ausgesprochen geeignet sind für Menschen mit Demenz allgemein menschliche oder biografisch orientierte Thematiken wie Heimat, Kindheit oder Natur (► Kap. 6.3). Die einfachsten Zugänge zur Kunst lassen sich über ausgelöste Emotionen und/oder spontane Assoziationen herstellen. Gerade Menschen mit Demenz äußern ihre Eindrücke und Emotionen oftmals ganz unmittelbar und ungefiltert, was sich gut als Anknüpfungspunkt für weitere Kommunikation nutzen lässt.

Tipp: Machen Sie Fotos von Ihrem Museumsbesuch (ohne Blitzfunktion ist das Fotografieren meistens erlaubt) oder kaufen Sie im Museumsshop Postkarten von Kunstwerken, die Ihnen und Ihrem Menschen mit Demenz am besten gefallen haben. Auf diese Weise bleibt der Ausflug als Erinnerung bewahrt. Ausgedruckte Fotos und Postkarten können prägnant im häuslichen Umfeld platziert oder in Form eines Albums aufbewahrt werden und so jederzeit Gesprächsstoff bieten und als Gedächtnisstütze dienen.

Denkbare Zielsetzungen und Wirkungen kultureller Aktivitäten:

- Anregung emotionaler Reaktionen (Freude, Interesse, allgemeine Aktivierung)
- Förderung des Kommunikationsverhaltens und sozialer Interaktionen (z. B. durch interaktiven Austausch über Museumsobjekte)

- Stimulation kognitiver Funktionen (z. B. durch lebensthematische Gedächtnisinhalte und spontane Assoziationen)
- Ermöglichung soziokultureller Teilhabe
- Stressreduktion (durch die besondere, konfliktunbelastete Atmosphäre eines Museums oder einer anderen kulturellen Einrichtung)
- Stärkung der Beziehung zu nahestehenden Bezugspersonen
- Verbesserung des allgemeinen Wohlbefindens und der subjektiven Lebensqualität

Impulse zur Vorbereitung und Durchführung:

- Fragen, die vor dem Besuch eines Museums oder vor einer anderen kulturellen Aktivität zu klären wären: Wie lässt sich die Anreise am besten gestalten (z. B. nahegelegene Parkplätze, Haltestellen)? Sind die Zugänge barrierefrei? Welche Strecken müssen zu Fuß zurückgelegt werden? Gibt es ausreichend Sitzmöglichkeiten (Bänke, Klappstühle)?
- Planen Sie genügend Zeit ein, auch für die Hin- und Rückfahrt, damit man nicht hetzen muss, falls es verkehrsbedingte Verzögerungen gibt; Betrachten Sie die An- und Abreise als einen Teil der Unternehmung und versuchen Sie, es gemeinsam zu genießen.
- Alles Wissenswerte, wie z. B. Informationen über aktuelle Ausstellungen oder Eintrittspreise für Senioren, erfahren Sie auf den Webseiten der jeweiligen Institutionen.
- Bei einem anschließenden Cafébesuch lässt sich nochmal über das Erlebte reflektieren und der Ausflug gemütlich ausklingen.

Literatur

Adams A-K, Oswald F, Pantel J (Hrsg.) (2022) Museumsangebote für Menschen mit Demenz. Ein Praxishandbuch zur Förderung kultureller und sozialer Teilhabe. Stuttgart: Kohlhammer.

Dartsch M, Knigge J, Niessen A et al. (Hrsg.) (2018) Handbuch Musikpädagogik: Grundlagen – Forschung – Diskurse. Münster: Waxmann.

Deutscher Museumsbund e.V., ICOM Deutschland e.V. (Hrsg.) (2023) Standards für Museen. (https://www.museumsbund.de/wp-content/uploads/2023/07/dmb-leitfaden-standards-fuer-museen-online.pdf, Zugriff am 08.10.2024).

Haberstroh J, Neumeyer K, Pantel J (2016) Kommunikation bei Demenz: Ein Ratgeber für Angehörige und Pflegende. 2. Aufl. Berlin, Heidelberg: Springer.

Herriger N (2020) Empowerment in der Sozialen Arbeit. Eine Einführung. 6. erw. u. aktual. Aufl. Stuttgart: Kohlhammer.

Hoppe T (2005) Malkunde: Grundlagen, Materialien, Techniken. Leipzig: Seemann.

Kämpf-Jansen H (2021) Ästhetische Forschung: Wege durch Alltag, Kunst und Wissenschaft; zu einem innovativen Konzept ästhetischer Bildung. 4., durchges. Aufl. Marburg: Tectum.

Kurcova B (2020) Ein Stück Natur: Kreative Dekorationen aus Naturmaterialien für jede Woche des Jahres. Stuttgart: Lifestyle Busse Seewald.

Kux R (2022) Freiheit der Kunst. In: von Spretti F, Rentrop M, Förstl H (Hrsg.) Kunsttherapie bei psychischen Störungen. 3. Aufl. München: Elsevier, S. 7–11.

Pedevilla P (2021) Naturzauber durchs Jahr: Dekoideen durch alle Jahreszeiten. Stuttgart: TOPP.

Peez G (2022) Einführung in die Kunstpädagogik. 6. erw. und überarb. Aufl. Stuttgart: Kohlhammer.

Schall A, Tesky VA (2016) Sich in der Kunst auf Augenhöhe begegnen… Menschen mit Demenz und ihre Angehörigen im Museum. In: Kollak I (Hrsg.) Menschen mit Demenz durch Kunst und Kreativität aktivieren. Eine Anleitung für Pflege- und Betreuungspersonen. Berlin: Springer, S. 57–66.

Specht-Tomann M (2018). Biografiearbeit in der Gesundheits-, Kranken- und Altenpflege, 3. Aufl. Berlin: Springer.

von Spiegel H (2021) Methodisches Handeln in der Sozialen Arbeit. Grundlagen und Arbeitshilfen für die Praxis. 7. durchges. Aufl. München: Ernst Reinhardt Verlag.

9 Praktisches zum Abschluss

9.1 Instrumente für das häusliche Musizieren

Für alle, die keine musikalische Aus- und Vorbildung haben, stellt sich unweigerlich die Frage, welche Musikinstrumente geeignet sind, um auf eine unmittelbare und niedrigschwellige Weise mit Menschen mit Demenz zu musizieren. Was gibt es für Instrumente, für die man – im Gegensatz zu Geige oder Klavier – keine besonderen spieltechnischen Kompetenzen benötigt und bei denen im Vordergrund vor allem die Freude am Ausprobieren und Experimentieren steht?

Alle in diesem Kapitel aufgelisteten Instrumente haben sich in der musiktherapeutischen bzw. musikgeragogischen Praxis bewährt und verfügen über einen ausgesprochenen Aufforderungscharakter, d. h. sie sehen von ihrer optischen Erscheinung her recht außergewöhnlich aus, sind haptisch interessant und laden zu klanglichen Erkundungen ein. Und das Wichtigste: Sie erzeugen im Normalfall keine Hemmschwellen oder Berührungsängste, die man vielleicht vor Instrumenten hätte, für deren »richtigen« Gebrauch eigentlich ein Musikstudium vonnöten wäre.

Betrachten Sie die vorgestellten Instrumente, die man online oder im entsprechenden Fachhandel problemlos erwerben kann, als Ausgangsbasis für Ihre eigene musikinstrumentale Entdeckungsreise, vor allem natürlich im Internet.

Rhythmusinstrumente

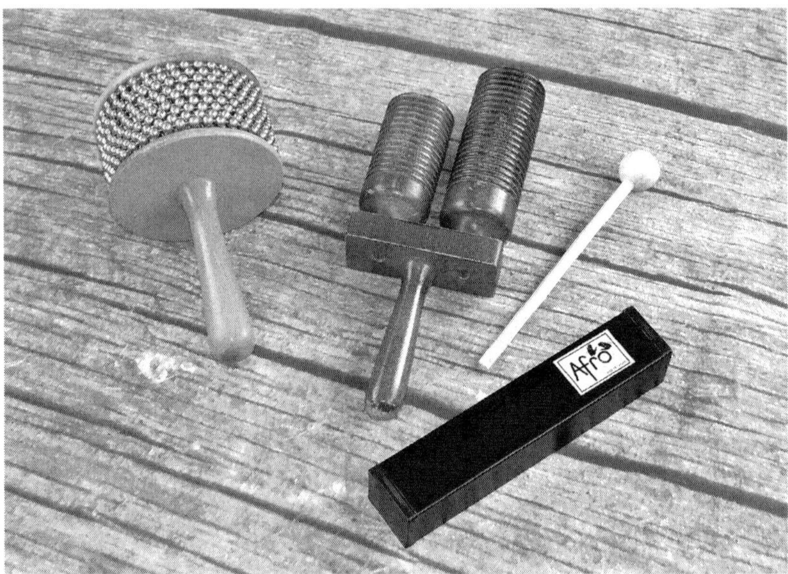

Abb. 17: Rhythmusinstrumente (von links nach rechts): Cabasa, Agogo, African Shaker (Foto: Konrad Auch)

Shaker

Als *Shaker* wird eine Gruppe von Schlag- bzw. Perkussionsinstrumenten *(Schüttelidiophone)* bezeichnet, die durch Rütteln und Schütteln Geräusche erzeugen und je nach verwendetem Material, Füllart und -menge unterschiedlich klingen. Shaker gibt es in allen möglichen Ausführungen und Formen (auf ▶ Abb. 17 ist exemplarisch ein *African Shaker* zu sehen). Normalerweise handelt es sich dabei um eine – Schüttelrohr genannte – schmale rechteckige Form. Der Hohlkörper kann mit natürlichen Gegenständen wie Steinen, Reis, Samen und Körnern, aber genauso mit Kunststoff- oder Metallkugeln gefüllt sein. Durch Bewegungen stoßen diese aneinander und gegen die Innenwände des Instruments, wodurch verschiedenartige Rasselgeräusche entstehen. Der Einsatz diverser Shaker ist sowohl in der Musikpädagogik als auch in der Musiktherapie sehr beliebt.

Cabasa

Das Wort »Cabaça« bedeutet auf Portugiesisch »Flaschenkürbis« und steht für ein lateinamerikanisches Perkussionsinstrument, dessen Urform aus getrockneten Fruchtkörpern ebensolcher Kürbisse hergestellt wurde. Wie andere Shaker ist die *Cabasa* (▶ Abb. 17) den Schüttelidiophonen zuzurechnen. Ihr Hohlkörper oberhalb des Griffs kann entweder zylinderförmig oder kugelig sein, wobei die Oberflächen mit Metallperlenketten und -platten besetzt sind. Im Hohlkörper selbst, welcher heute aus Holz- oder Kunststoff gefertigt wird, befinden sich Metallplättchen. Diese werden durch schüttelnde Bewegungen aneinandergeschlagen und erzeugen so einen klirrend-rasselnden Klang, der dem einer Klapperschlange ähnlich ist. Den typischen, akzentuierten Klang erreicht man, wenn die Cabasa in die offene Hand gelegt wird und man mit der anderen Hand am Griff mit leichtem Druck auf das Instrument kurze Drehbewegungen ausführt.

Agogo

Das *Agogo* (▶ Abb. 17) ist ein ursprünglich aus Nigeria stammendes Instrument, das zu den sog. *Aufschlagidiophonen* gehört und später seinen Weg nach Lateinamerika fand. *Idiophone* sind selbstklingende Instrumente, die Töne und Geräusche durch Eigenschwingungen des Instrumentenkörpers hervorbringen. So zählen jegliche Arten von Rasseln bzw. Shakern zu Schüttelidiophonen, während bei Aufschlagidiophonen die Instrumente mit den Händen oder anderen nicht klingenden Gegenständen angeschlagen werden. Das Agogo besteht aus mindestens zwei kegel- oder röhrenförmigen Glocken aus Metall, die sich nicht berühren und an ihrer geschlossenen Seite durch einen Bügel miteinander verbunden sind. Für den Klang werden die Glocken mit einem Stab – normalerweise aus Holz, manchmal auch aus Metall – angeschlagen. Bei einigen Modellen des Instruments können weitere perkussive Klänge durch das direkte Aneinanderdrücken der beiden Glocken erzeugt werden.

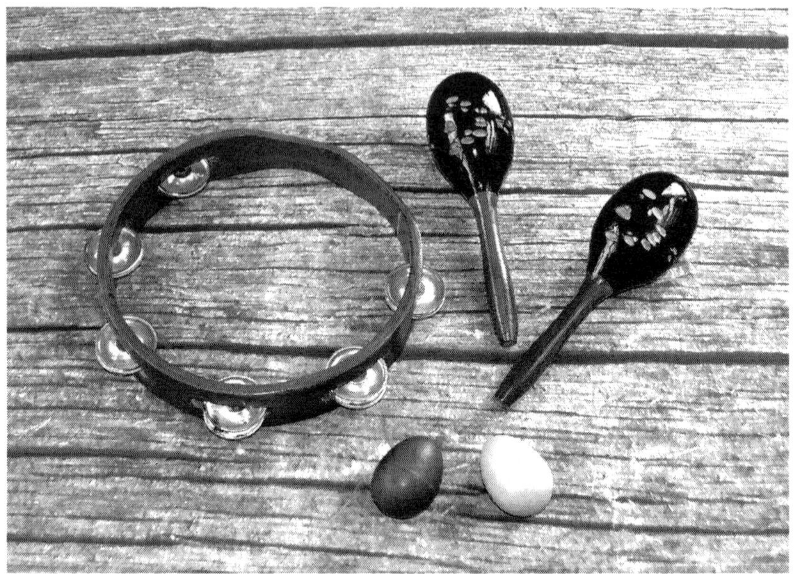

Abb. 18: Rhythmusinstrumente (von links im Uhrzeigersinn): Schellenring, Maracas, Chicken Shakes (Foto: Konrad Auch)

Schellenring

Der *Schellenring* oder *Schellenkranz* (▶ Abb. 18) besteht aus einem Holzring, an dem mehrere Metallscheiben (Schellen) befestigt sind. Sie sind für gewöhnlich paarweise übereinander angeordnet und erzeugen bei Schüttelbewegungen oder beim Anschlagen an den Körper (z. B. stehend an die Hüfte oder sitzend an den Oberschenkel) einen hellen Klang. Bei zusätzlicher Fellbespannung spricht man dann von einem *Tamburin.*

Maracas

Hierzulande sind *Maracas* (▶ Abb. 18) häufig als *Rumbakugeln* oder *Rumbarasseln* bekannt. Es handelt sich um Perkussionsinstrumente aus dem süd- und mittelamerikanischen Raum. Als Korpus wurde ursprünglich ein ausgehöhlter, länglich-bauchiger Kürbis verwendet, als Füllung dienten getrocknete Samen. Heutzutage sind die meisten Maracas aus Holz oder Kunststoff gefertigt und die Füllung besteht aus Kunststoffperlen oder kleinen Steinen. Es lohnt sich, verschiedene Maracas anzuspielen und sich für ein Lieblingsgeräusch zu entscheiden. Der Klang der Maracas ist prägnant, aber dezenter als der des African Shakers und passt hervorragend zur Liedbegleitung.

Chicken Shakes (Schütteleier)

Diese einfachen Rhythmusinstrumente haben die Größe und Form von Hühnereiern. Sie bestehen aus Kunststoff, sind mit Granulat gefüllt und in verschiedenen Farben und Klängen erhältlich: Je dunkler die Farbe, desto tiefer der Klang (▶ Abb. 18). Die kleinen eierförmigen Rasseln liegen gut in der Hand und erklingen durch Schüttelbewegungen. Dabei handelt es sich um eine sehr einfache Spielweise, die auch vielen Menschen mit Bewegungseinschränkungen gelingt.

Ocean Drum (Ozean- oder Meerestrommel)

Bei der *Ocean Drum* (▶ Abb. 19) handelt es sich um eine *Rasseltrommel* (indirekt angeschlagene Trommelart), in deren Hohlkörper sich Metall- bzw. Stahlkugeln befinden. Der Rahmen ist üblicherweise mit einer Membran aus Natur- oder Kunststofffasern bespannt. Die Ozeantrommeln werden für gewöhnlich geschüttelt oder um die eigene Achse gedreht. Je nach Geschwindigkeit der Bewegungen ähnelt der Klang der innen rollenden Kugeln einem sanften Meeresrauschen oder einer heftigen Brandung während eines Sturms. Das Instrument findet breite Anwendung in der Musikpädagogik ebenso wie zu therapeutischen Zwecken.

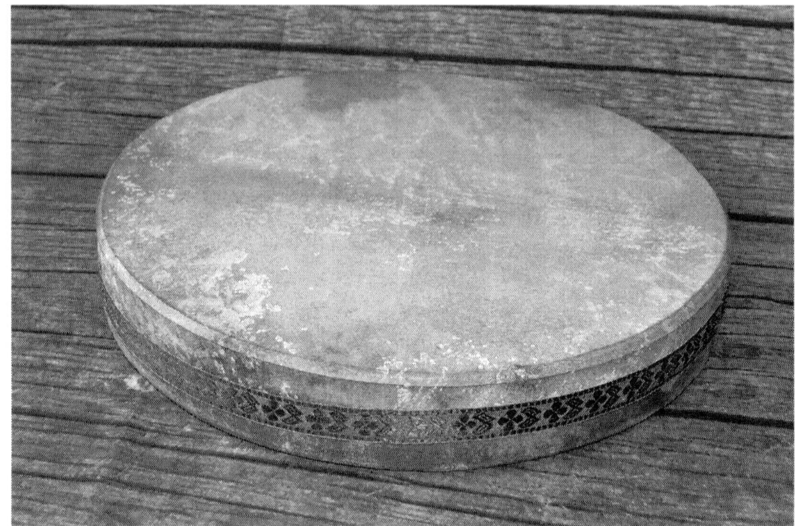

Abb. 19: Ocean Drum (Foto: Konrad Auch)

Stabspiele

Metallophon

Traditionell wurden *Metallophone* seit Jahrhunderten im asiatischen Raum verwendet (z. B. indonesische Gamelan-Musik) und gehören zu den Aufschlagidiophonen, also selbstklingenden Instrumenten, die angeschlagen werden müssen. Sie bilden eine Gruppe von *Stabspielen* mit flachen, unterschiedlich langen, gestimmten Klangstäben aus Metall, die auf einem rechteckigen Korpus ein- oder mehrreihig nebeneinanderliegen und mit Schlägeln gespielt werden (▶ Abb. 20). Der Klang ist aufgrund des Metalls eher schallend, lässt sich jedoch durch die Wahl der Schlägel (z. B. Holz, Metall oder Kunststoff) von weich bis hart ausgestalten.

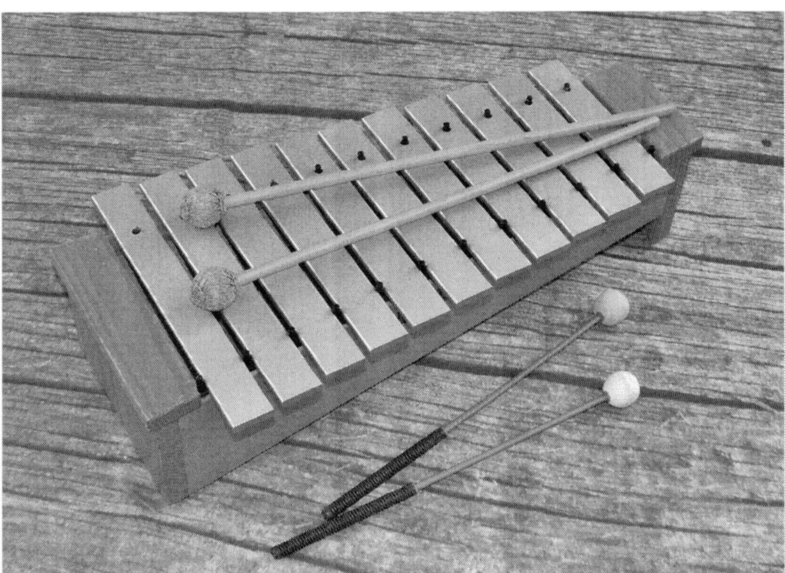

Abb. 20: Metallophon mit Schlägeln (Foto: Konrad Auch)

Xylophon

Ähnlich dem Metallophon zählt das Schlaginstrument *Xylophon* (▶ Abb. 21), dessen Vorläufer ebenfalls aus Südostasien stammen, zu den Aufschlagidiophonen. Jedoch bestehen im Gegensatz zum Metallophon die auf einem rechteckigen Resonanzkasten befestigten Klangstäbe des Xylophons nicht aus Metall, sondern aus Holz (z. B. Bambus oder Palisander). Die Tonhöhe wird durch Länge und Dicke dieser Stäbe sowie Form und Beschichtung der Schlägel bestimmt: Je länger und dünner die Klangstäbe, desto tiefer sind die Töne. Die Köpfe der Xylophonschlägel werden meist aus Holz, Gummi oder Kunststoff gefertigt. Das Instrument ist in allen musikalischen Sparten – vom professionellen Symphonieorchester bis zum Musikunterricht in der Schule – äußerst beliebt und weit verbreitet.

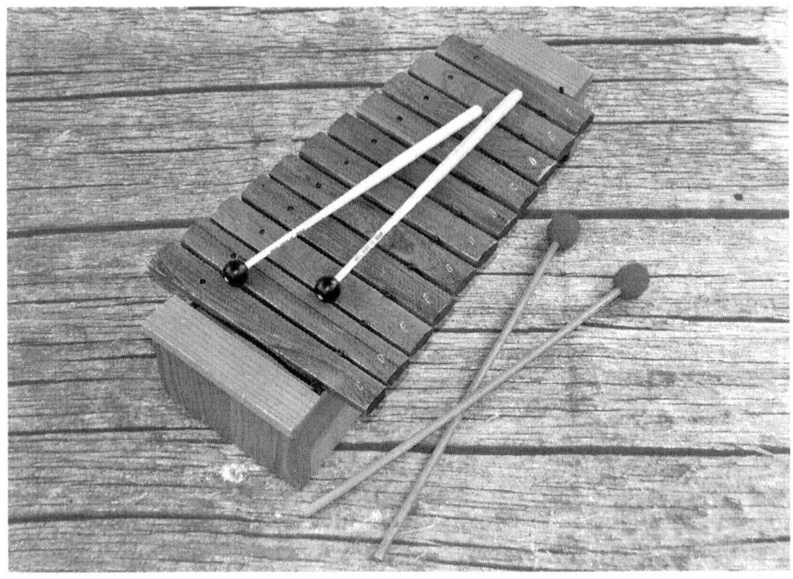

Abb. 21: Xylophon mit Schlägeln (Foto: Konrad Auch)

Schlägel

Schlägel gibt es in einer Vielzahl von Ausführungen, was Materialien, Größen, Klangergebnisse und Preise angeht. Exemplarisch sollen hier sechs unterschiedliche Schlägelpaare vorgestellt werden (▶ Abb. 22, von links nach rechts):

- Garnumwickelte Schlägel mit Bambusstiel; für Stabspiele wie Metallophon oder Xylophon und einen mittelharten Klang
- Garnumwickelte Schlägel mit Bambusstiel; für Stabspiele wie Metallophon oder Xylophon und einen härteren Klang
- Schlägel mit geriffeltem Kunststoffgriff und weichem Filzkopf; für viele Perkussionsinstrumente einsetzbar
- Schlägel mit Bambusstiel und Gummikopf für einen härteren Klang; ebenfalls vielseitig einsetzbar

- Kurze Schlägel aus Kunststoff mit Holzkopf, z. B. für Glockenspiele; hartes Klangergebnis
- Kurze Schlägel ganz aus Holz gefertigt; für ein hartes Klangergebnis

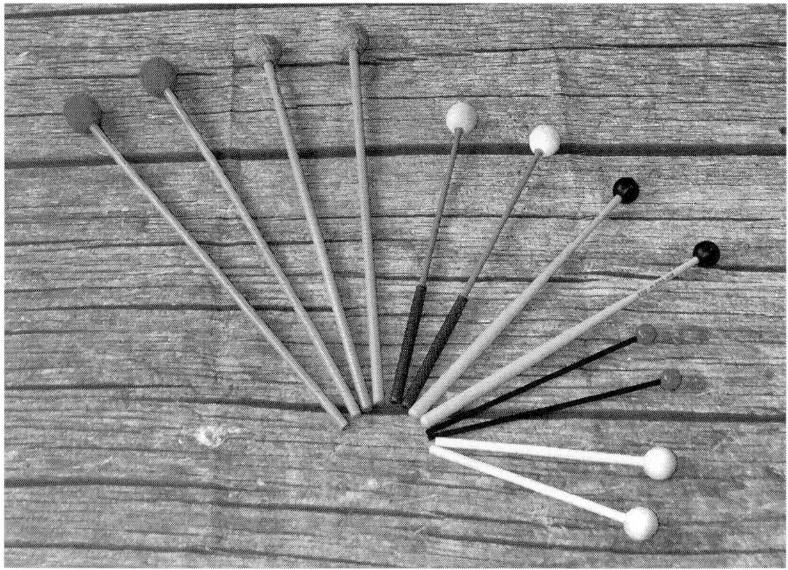

Abb. 22: Verschiedene Schlägelarten (Foto: Konrad Auch)

Tipp: Kaufen Sie nach Möglichkeit immer ein Paar Schlägel und versuchen Sie bzw. regen Ihren Angehörigen dazu an, mit beiden Händen zu spielen. So beziehen Sie immer die Körperbalance mit ein und erzielen schönere Klangergebnisse.

Weitere Instrumente

Körpertambura

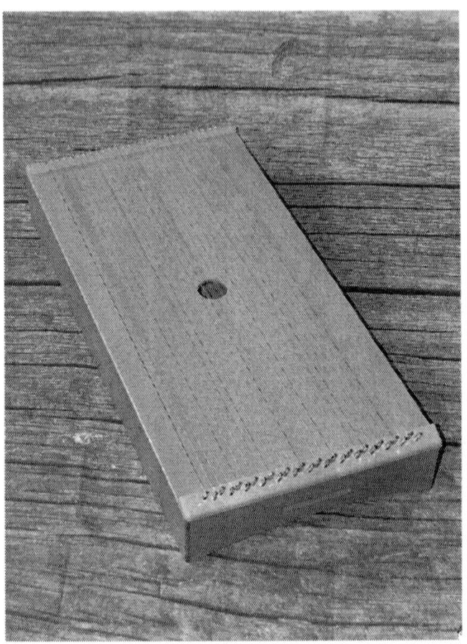

Abb. 23: Körpertambura (Foto: Konrad Auch)

Die *Körpertambura* (▶ Abb. 23) ist ein *vibroakustisches Saiteninstrument*, das hör- und spürbare Schwingungen (Klang und Vibration) überträgt und sinnlich, also akustisch wie physisch, erfahrbar macht. Es besteht aus einem länglichen, flachen Holzkörper und hat eine leicht konkave Wölbung an der Unterseite. Wie der Name schon vermuten lässt, lässt sich das Instrument auf bestimmte Körperregionen legen, z. B. Brust, Bauch oder Rücken, und kann dann von einer weiteren Person durch Zupfen der Saiten gespielt werden. Der entstehende Klang breitet sich um den Körper herum aus, welcher dabei als erweiterter Resonanzraum wirkt und die Schwingungen weiterträgt. Diese Klangvibrationen im direkten Kontakt von Mensch und Instrument können Atmung und Körperwahrnehmung positiv beeinflussen, stressabbauend wirken und als Klangmassage tiefenentspannend erlebt werden. Aus diesem Grund wird die Körpertambura besonders im musiktherapeutischen Sektor eingesetzt.

Sansula (Daumenklavier)

Die *Sansula* (▶ Abb. 24) gehört zu den *Lamellophonen* bzw. Zupfidiophonen, bei denen Metalllamellen auf einem Resonanzkasten montiert sind, und ist der traditionell afrikanischen Kalimba sehr ähnlich. Die Letztere – auch als *Daumenklavier* bezeichnet – hat ihren Ursprung in südlichen Regionen Afrikas und besteht aus einem hölzernen Korpus mit Klangzungen aus Metall. Ihre Weiterentwicklung, die Sansula, zeichnet sich dadurch aus, dass der Holzkörper in einen mit Fell bespannten Rahmen eingelassen ist. Diese erweiterte Fellbespannung macht die Töne weicher und voller, was dem Instrument einen sehr wohltuenden Klang verleiht, der sich durch das Heben und Senken des Rahmens zusätzlich modellieren lässt.

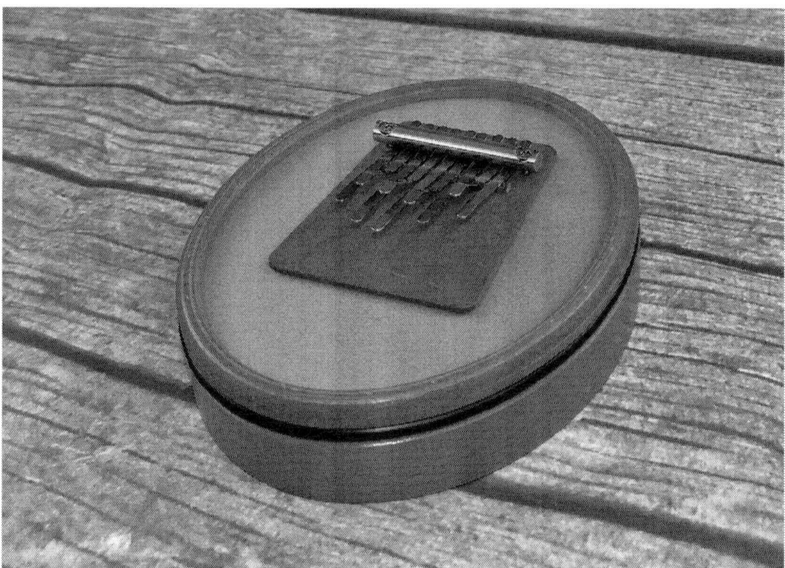

Abb. 24: Sansula oder Daumenklavier (Foto: Konrad Auch)

Klangschalen

Klangschalen (► Abb. 25) stammen ursprünglich aus Tibet, Nepal und Indien. Idealerweise werden sie handgehämmert und -getrieben und bestehen aus Bronze, wobei es verschiedene Größen gibt, von ca. 10 cm bis über 50 cm im Durchmesser. Die Klänge variieren von zart und weich bis voll und durchdringend. Für den optimalen Klang steht die Klangschale auf einem speziell gepolsterten Ring. Als Schlägel empfiehlt sich ein dicker Holzklöppel, der zur Polsterung ebenso stoffumwickelt sein kann. Zur Klangerzeugung kann die Klangschale mit dem Klöppel angeschlagen werden oder man reibt mit dem Klöppel außen an der Klangschale im Kreis herum und drückt gegen die Mitte; dann entsteht ein singender Ton. Natürlich wäre es von Vorteil, mindestens zwei unterschiedliche Klangschalen zu besitzen, und auch hier gilt: am besten ausprobieren.

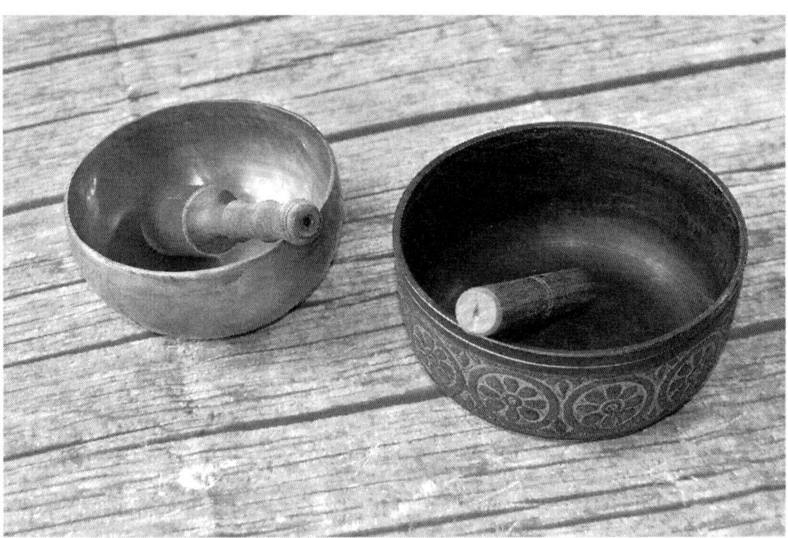

Abb. 25: Klangschalen (Foto: Konrad Auch)

9.2 Passende Musikauswahl

Wenn Sie eine Musikstunde mit Ihrem Angehörigen durchführen möchten, ganz gleich, ob, um gemeinsam zu singen oder einfach nur Musik zu hören, werden Sie vor der Frage stehen, welche Lieder bzw. Musikstücke dafür geeignet sind und wo Sie diese finden könnten. Das Internet sowie diverse Musikplattformen und Streaming-Dienste sind mittlerweile wahre Fundgruben für Musik jeder Art. Vieles ist frei oder sehr günstig verfügbar und so lässt es sich gemütlich stöbern, Altbekanntes wiederfinden oder Neues entdecken. Die integrierten Algorithmen schlagen auch immer wieder Ähnliches zu bereits Gehörtem vor. Man kann sich also recht unkompliziert ganze Playlisten mit den Lieblingssongs und -stücken zu allen erdenklichen Anlässen und Themen zusammenstellen.

Nachstehend finden Sie einige Beispiele, die Ihnen bei der Ausgestaltung gemeinsamer Musikstunden als Anregung dienen können (vgl. dazu Hörmann und Weinbauer 2022). In Klammern stehen entweder die Komponisten, vor allem bei klassischen Stücken, oder die bekanntesten Interpreten der jeweiligen Lieder, was Ihre Suche nach den einzelnen Titeln erleichtern dürfte. Eine Ausnahme bilden Volks- oder Kirchenlieder, bei denen eine eindeutige Zuordnung der Autorenschaft nicht gegeben ist. In jedem Fall wäre es ratsam, wenn Sie ausgehend von diesen Beispielen und der Ihnen bekannten musikalischen Biografie Ihres Menschen mit Demenz, also den ganz individuellen musikalischen Erfahrungen und Vorlieben, Ihre eigenen Listen mit passender Musik erstellen würden, bestenfalls sogar gemeinsam mit der betreffenden Person.

Beispiele für Musik zu Beginn einer musikalischen Stunde

- *Volks- und Kirchenlieder*
  - »Horch, was kommt von draußen rein«
  - »Danke für diesen guten Morgen« (Melodie: Martin Gotthard Schneider)
  - »Im Frühtau zu Berge«

  - »Wohlauf in Gottes schöne Welt«
  - »Das Wandern ist des Müllers Lust« (Melodie: Carl Friedrich Zöllner)
- *Schlager*
  - »Guten Morgen Sonnenschein« (Nana Mouskouri)
  - »Schön ist es auf der Welt zu sein« (Roy Black & Anita Hegerland)
  - »Wochenend und Sonnenschein« (Comedian Harmonists)
  - »Schöne Maid« (Tony Marshall)
  - »Ich hab' ein knallrotes Gummiboot« (Wencke Myhre)
- *Klassik*
  - Präludium aus der Suite für Violoncello Nr. 1, BWV 1007 (Johann Sebastian Bach)
  - »Der Frühling« (1. Satz: Allegro) aus »Die vier Jahreszeiten« (Antonio Vivaldi)
  - »Marche« aus der Nussknacker-Suite, op. 71a (Peter Tschaikowsky)
  - »Morgenstimmung« aus der Peer-Gynt-Suite Nr. 1 (Edward Grieg)
  - Serenade Nr. 13 für Streicher in G-Dur »Eine kleine Nachtmusik« (1. Satz: Allegro), KV 525 (Wolfgang Amadeus Mozart)

Beispiele für Musik zum Abschluss einer musikalischen Stunde

- *Volks- und Kirchenlieder*
  - »Der Mond ist aufgegangen« (Melodie: Johann Abraham Peter Schulz)
  - »Kein schöner Land«
  - »Danket, danket dem Herrn«
  - »Ade nun zur guten Nacht«
  - »Nehmt Abschied, Freunde, schließt den Kreis«
- *Schlager*
  - »Auf Wiedersehn« (Rudi Schuricke)
  - »Immer wieder geht die Sonne auf« (Udo Jürgens)
  - »Junge, komm bald wieder« (Freddy Quinn)
  - »In Hamburg sagt man Tschüss« (Heidi Kabel)
  - »Time to say goodbye« (Sarah Brightman & Andrea Bocelli)

- *Klassik*
  - Präludium Nr. 1 in C-Dur aus »Das Wohltemperierte Klavier«, Teil I, BWV 846 (Johann Sebastian Bach)
  - »Guten Abend, gut' Nacht« (Wiegenlied), op. 49, Nr. 4 (Johannes Brahms)
  - Thema aus dem 1. Satz der Klaviersonate Nr. 11 in A-Dur, KV 331 (Wolfgang Amadeus Mozart)
  - »Ein Abend auf dem Lande« aus der Orchestersuite »Ungarische Skizzen«, Sz. 97, BB 103 (Béla Bartók)
  - »Jesu meine Freude« aus gleichnamiger Motette, BWV 227 (Johann Sebastian Bach)

Beispiele für aktivierende Musik

- *Lieder/Schlager*
  - »Auf der Reeperbahn nachts um halb eins« (Hans Albers)
  - »Als wir jüngst in Regensburg waren«
  - »Das ist die Berliner Luft« (Paul Lincke)
  - »Auf der Lüneburger Heide«
  - »Ich bin die fesche Lola« (Marlene Dietrich)
- *Klassik*
  - Serenade Nr. 13 für Streicher in G-Dur »Eine kleine Nachtmusik«, 4. Satz (Rondo), KV 525 (Wolfgang Amadeus Mozart)
  - »Alla Hornpipe« aus der »Wassermusik«, Suite Nr. 2 in D-Dur, HWV 349 (Georg Friedrich Händel)
  - Tritsch-Tratsch-Polka, op. 214 (Johann Strauss (Sohn))
  - Ungarischer Tanz Nr. 5, Orchesterfassung in g-Moll (Johannes Brahms)
  - Radetzky-Marsch, op. 228 (Johann Strauss (Vater))

Beispiele für beruhigende Musik

- *Lieder/Schlager*
  - »Capri-Fischer« (Gerhard Winkler)
  - »Wahre Freundschaft soll nicht wanken«

- »Am Brunnen vor dem Tore« (Melodie: Franz Schubert/Friedrich Silcher)
- »Winde wehn, Schiffe gehen«
- »Tränen lügen nicht (Michael Holm)

- *Klassik*
  - Air aus der Orchestersuite Nr. 3 in D-Dur, BWV 1068 (Johann Sebastian Bach)
  - »Clair de lune« aus der »Suite bergamasque« (Claude Debussy)
  - Kanon in D-Dur (Johann Pachelbel)
  - »Nimrod« aus den Enigma-Variationen, op. 36 (Edward Elgar)
  - »Caro mio ben« (Giuseppe Giordani)

Beispiele für tanzbare Lieder

- »Du bist nicht allein« (Roy Black)
- »Heißa, Kathreinerle, schnür dir die Schuh«
- »Itsy bitsy teenie weenie« (Club Honolulu)
- »Schneewalzer« (Peter Alexander)
- »Heut ist der schönste Tag in meinem Leben« (Joseph Schmidt)

Beispiele für Liebeslieder

- »Dat du min Leevsten büst«
- »Es waren zwei Königskinder«
- »Ich bin von Kopf bis Fuß auf Liebe eingestellt« (Marlene Dietrich)
- »Merci Chérie« (Udo Jürgens)
- »Marmor, Stein und Eisen bricht« (Drafi Deutscher)

Beispiele für jahreszeitliche Lieder

- *Frühling und Sommer*
  - »Winter ade«
  - »Im Märzen der Bauer«
  - »Es tönen die Lieder«

  - »Komm, lieber Mai und mache« (Melodie: Wolfgang Amadeus Mozart)
  - »Trarira, der Sommer der ist da«
- *Herbst und Winter*
  - »Ein Jäger aus Kurpfalz«
  - »Bunt sind schon die Wälder« (Melodie: Johann Friedrich Reichardt)
  - »Im Wald und auf der Heide«
  - »Trara, das tönt wie Jagdgesang«
  - »Schneeflöckchen, Weißröckchen«

Beispiele für Schlager-Hits der 1930er und 1940er Jahre

- »Für eine Nacht voller Seligkeit« (Marika Rökk)
- »Ich weiß, es wird einmal ein Wunder gescheh'n« (Zarah Leander)
- »Wenn der weiße Flieder wieder blüht« (Willy Fritsch)
- »Das kann doch einen Seemann nicht erschüttern« (Heinz Rühmann)
- »Lili Marleen« (Marlene Dietrich)

Beispiele für Schlager-Hits der 1950er und 1960er Jahre

- »Ganz Paris träumt von der Liebe« (Caterina Valente)
- »Ramona« (Blue Diamonds)
- »Weiße Rosen aus Athen« (Nana Mouskouri)
- »Kalkutta liegt am Ganges« (Vico Torriani)
- »Pack die Badehose ein« (Cornelia Froboess)

Beispiele für Schlager-Hits der 1970er und 1980er Jahre

- »Griechischer Wein« (Udo Jürgens)
- »Hello Again« (Howard Carpendale)
- »Tränen lügen nicht« (Michael Holm)
- »Über sieben Brücken musst du geh'n« (Peter Maffay)
- »Eine neue Liebe ist wie ein neues Leben« (Jürgen Marcus)

9.3 Kunstmaterialien für kreative Arbeit zuhause

Viele Materialien zum künstlerischen Arbeiten lassen sich nicht nur in Bastel- oder Künstlerbedarf-Spezialgeschäften erwerben, von denen es heutzutage insbesondere im Internet eine breite Auswahl gibt, sondern auch im kleinen Supermarkt um die Ecke. Die meisten Discounter und Drogerien bieten ständige oder wechselnde Angebote an Blei- und Buntstiften, Wasser- oder Acrylfarben, Pinseln, Malblöcken und sogar kleinformatigen Leinwänden. Sucht man etwas Spezielleres, so kann man sich gerade online – mithilfe diverser Suchmaschinen und entsprechender Stichworte – ein wenig treiben und inspirieren lassen. Fachgeschäfte haben den klaren Vorteil einer kompetenten Beratung, während Sie mit den günstigeren Alternativen vom Discounter zunächst ausprobieren könnten, ob Ihr Mensch mit Demenz Freude an den Materialen hat und gut damit zurechtkommt. Zusätzlich können Sie sich Anregungen aus zahlreichen Praxisbüchern und Ratgebern zu künstlerischer Betätigung mit älteren und/oder demenziell erkrankten Menschen holen, die es mittlerweile auf dem Markt gibt (z. B. Kießling et al. 2014; Kurcova 2020; Lutzeyer 2016; Pedevilla 2021). Einige aus der kunsttherapeutischen Praxis bewährte künstlerische Materialien sollen nachfolgend kurz besprochen werden. Ein paar konkrete Beispiele zu deren Anwendung finden Sie bei den Download-Materialien (Erstellung einer Collage, Malen mit Acrylfarben, Modellieren mit Ton, siehe Kap. »Zusatzmaterial zum Download« am Ende dieses Buches).

- *Buntstifte* gibt es in zahlreichen Variationen und Ausführungen. Wichtig sind eine gute Pigmentierung, eine stabile Mine und die Form des Stiftes. Letztere kann dünn, dick, rund, dreikantig oder hexagonal sein. Probieren Sie einfach aus, welcher Stift bei Ihrem Menschen mit Demenz gut in der Hand liegt. Buntstifte eignen sich je nach Ausführung zum Malen und Ausmalen, Schattieren, Skizzieren oder Zeichnen. Ähnlich verhält es sich mit allen Formen von Filzstiften, Markern und Finelinern.

- *Wachsmalstifte* besitzen eine hohe Deckkraft und bieten sich zum Zeichen und Malen an. Mit wenig Anstrengung können damit selbst große Flächen ausgemalt werden. Bringt man über die bunten Farben eine schwarze Schicht an, so lassen sich wirkungsvolle Kratzbilder erstellen. Wird die schwarze Beschichtung anschließend an bestimmten Stellen wieder abgekratzt, kommt die darunter liegende Farbe zum Vorschein. Für Personen, die nicht ausreichend Kraft oder motorische Fähigkeiten für das Arbeiten mit härteren Bunt- oder Wachsmalstiften haben, könnten *Pastellkreide*n die richtige Wahl sein, deren Gebrauch keine große Anstrengung erfordert: »Bei dieser Technik wird besonders die Förderung der taktilen Wahrnehmung angesprochen, da die aufgetragenen Farben mit den Fingern verrieben werden. [...] Durch das Verreiben [...] entstehen schöne Farbmischungen und Übergänge.« (Lutzeyer 2016, S. 63)
- *Wasserfarben* (wasserlösliche *Deckfarben*), die alle mit Sicherheit noch aus ihrer Schulzeit kennen, sind üblicherweise in variabler Anzahl von Farbtönen – meist sechs oder zwölf – in einem Malkasten angeordnet. Im Gegensatz zu *Aquarellfarben*, die auch mit Wasser vermalt werden, jedoch höherwertigere und leuchtstärkere Farbpigmente beinhalten, sind sie günstiger und stärker deckend. Dem Farbkasten liegt im Normalfall eine Tube Deckweiß bei, das dazu genutzt werden kann, die einzelnen Farben aufzuhellen, deckende Schichten zu erzeugen oder Fehler zu korrigieren. Beim Einsatz von Aquarellfarben empfiehlt es sich, spezielles Papier für diese Maltechnik zu kaufen: Da beim Aquarellieren relativ viel Wasser verwendet wird, sind normale Malblöcke eher nicht dafür geeignet. Das Malen mit wasserlöslichen *Gouachefarben* kann mit Pinseln, aber auch mit Händen ausgeführt werden: »Die Farben sind leicht durch ihre pastose Konsistenz aufzutragen. Sie leuchten, motivieren die Teilnehmer zum mutigen Experimentieren [...] und sind untereinander mischbar [...].« (Lutzeyer 2016, S. 27). Nach dem Trocknen der Gouachefarben lässt sich durch nachträgliches Auftragen einer schwarzen Farbe (z. B. mittels einer Farbwalze) ebenfalls sehr gut die »Kratztechnik« anwenden, d. h. das Herauskratzen von Mustern mit dem Pinselende oder Spachtel.
- *Acrylfarben*, die als flüssige Farben auf Wasserbasis in Tuben oder Flaschen erhältlich sind, »besitzen hohe Leucht- und Deckkraft, sind ge-

ruchsneutral und lassen sich in nassem Zustand gut auswaschen« (Kießling et al. 2014, S. 12). Beim Trocknen entsteht ein wasserfester Film und die Farben dunkeln für gewöhnlich etwas nach. Im Handel finden sich zudem vielfältige Varianten von Acrylfarben, z.B. mit Glitzer- oder Perlmutteffekten, die man allerdings durch Zugabe entsprechender Pulver oder Partikel leicht selbst herstellen kann. Wichtig ist es, beim Malen mit Acrylfarben einen Malkittel oder eine Schürze zu tragen und die Kleidung bzw. die Arbeitsmaterialien zu reinigen, bevor die Farbe angetrocknet ist, da sie danach weit schwerer zu entfernen ist. Als Malvorlage verwenden Sie am besten feste Kartone oder Leinwände.

- Bei *Pinseln* unterscheidet man grundsätzlich nach Besatzmaterial zwischen Borsten- und Haarpinseln, die es in verschiedensten Ausführungen und Stärken gibt. Mit *Borstenpinseln* lassen sich recht schnell große Flächen bemalen; sie hinterlassen deutlich sichtbare Pinselstriche und lassen sich z.B. gut für die Acrylmalerei verwenden. *Haarpinsel*, deren bekannteste Vertreter sog. *Rundpinsel* sind, haben eine spitz zulaufende oder leicht abgerundete Spitze und sind ideal für Details und feinere Arbeiten. Falls die Handhabung des Pinsels aufgrund motorischer Einschränkungen oder aus anderen Gründen etwas schwierig sein sollte, könnten Sie das Malen mit Schwämmen, Wattestäbchen und anderen Alternativen ausprobieren: »Schaumstoffpinsel oder Schaumstoffwalzen eignen sich ebenso hervorragend, da manche Teilnehmer sich nicht gerne die Hände schmutzig machen.« (Lutzeyer 2016, S. 27)
- Für das Gestalten mit den Händen können *Ton*, *Salzteig* oder lufttrocknende *Modelliermasse* verwendet werden. Letztere gibt es häufig in leicht abgestuften farbigen Varianten (weiß, beige, grau), die normalerweise innerhalb von 24 Stunden an der Luft trocknen. Salzteig können Sie durch Backen im Ofen haltbar machen. Auch selbst hergestelltes Kaltporzellan, eine Modelliermasse auf Stärke- und Leimbasis, trocknet schnell an der Luft und zeichnet sich danach aufgrund seiner matten porzellanähnlichen Oberfläche durch eine ausgesprochen edle Optik aus. Im Internet finden Sie zahlreiche detaillierte Anleitungen und Video-Tutorials zu all diesen Verfahren.

Literatur

Hörmann B, Weinbauer B (2022) Musizieren mit Menschen mit Demenz. Ratgeber für Angehörige und Pflegende. 3. Aufl. München: Ernst Reinhardt Verlag.

Kießling H, Kießling B, Osten B (2014) Malen mit Demenz. Das Praxishandbuch. 15 erprobte Beispiele für Angehörige, Pflegekräfte und Pädagogen. Frankfurt am Main: Mabuse-Verlag.

Kurcova B (2020) Ein Stück Natur: Kreative Dekorationen aus Naturmaterialien für jede Woche des Jahres. Stuttgart: Lifestyle Busse Seewald.

Lutzeyer H (2016) Malen mit alten und demenziell erkrankten Menschen. München: Urban & Fischer.

Pedevilla P (2021) Naturzauber durchs Jahr: Dekoideen durch alle Jahreszeiten. Stuttgart: TOPP.

Statt eines Fazits: Von den Autoren an die Leser

»Jeder Zustand, ja jeder Augenblick ist von unendlichem Wert …«

Mit diesen Worten beschreibt Johann Wolfgang von Goethe in absolut trefflicher Weise, was wir Ihnen abschließend mit auf den Weg geben möchten. Neben der Vermittlung von Theorie und Forschungspraxis zum spannenden Themenbereich von Kunst und Musik bei Demenz, neben der Weitergabe wissenswerter Informationen, konkreter Empfehlungen oder Ratschläge geht es uns nämlich um noch mehr:

Wir wollen Sie ermutigen, sich auf musikalische und künstlerische Momente mit Ihrem Menschen mit Demenz einzulassen. Sie werden überrascht sein, welche Potenziale hierbei zutage treten können. Oftmals lässt es der Versorgungs- und Pflegealltag leider nicht zu, verbliebenen Fähigkeiten von demenzbetroffenen Menschen ausreichend Zeit und Raum zu geben. Versuchen Sie trotzdem sehr bewusst wahrzunehmen, was Ihr Angehöriger oder die von Ihnen betreute Person noch selbstständig kann. So schwer es fallen mag, die krankheitsbedingten Defizite auszublenden, unter dieser Oberfläche schlummern verborgene Ressourcen, die es zu entdecken gilt. Geben Sie den kreativen Impulsen Ihres Menschen mit Demenz die Chance, sich zu zeigen und zu entwickeln. Achten Sie währenddessen darauf, was sich zwischen Ihnen beiden auf der kommunikativen Ebene entwickelt. Eventuell bedarf es dann auf einmal gar nicht mehr vieler Worte? Welche Gefühlsregungen werden gezeigt oder ausgelöst? Gibt es augenscheinliche Veränderungen im Verhalten und Erleben? Was passiert, wenn Sie sich etwas zurücknehmen und Ihrem Gegenüber in diesem Prozess ein wenig die Führung und die Verantwortung übergeben?

Beim Kreativsein kommt es nicht darauf an, etwas richtig oder besonders gut zu machen. Alles kann und darf sein. Es geht vielmehr um kostbare, gemeinschaftlich verbrachte Zeit, um eine Begegnung oder gar Wiederbegegnung auf Augenhöhe. Versuchen Sie, diese Momente einfach zu genießen. Auch wenn es womöglich nur ein paar Minuten sind und selbst die Vorbereitung oder das Aufräumen danach länger gedauert haben – Sie beide haben einen einzigartigen Augenblick geschaffen! Und wenn Sie dabei Freude empfinden, ein Gefühl tiefer Zusammengehörigkeit oder nur ein bisschen zur Ruhe kommen, während der Mensch mit Demenz konzentriert bei der Sache ist, dann ist dies ein Augenblick, IHR gemeinsamer Augenblick, von unendlichem Wert! Denn diese Menschen leben im Hier und Jetzt. Und DAS ist das eigentlich Wichtige, – dass sie genau jetzt, jeden Moment Erfahrungen machen, in denen sie sich angenommen und ganz und wertvoll fühlen.

Wir wünschen Ihnen Freude, Mut, Geduld und viel Liebe.

Nützliche Internetseiten

http://www.demenz-und-kultur.de/
Initiative Kultur und Demenz
Informationsplattform zu kulturellen Projekten für Menschen mit Demenz

https://www.deutsche-alzheimer.de/
Alzheimer Gesellschaft Deutschland
Informationsportal über das Krankheitsbild Demenz
Hilfsangebote für Betroffene und deren Familien (u.a. Schulungsprogramme, Selbsthilfegruppen, Beratung etc.)

https://www.kubia.nrw/
Kompetenzzentrum für Kulturelle Bildung im Alter und inklusive Kultur
Beratung, Weiterbildung und Informationen zu kultureller Bildung im Alter
Projekte zur Ermöglichung kultureller Teilhabe

https://www.musiktherapie.de/
Deutsche Musiktherapeutische Gesellschaft
Informationen zu Wirkungsweisen der Musik
Musiktherapeutensuche

https://www.netzwerkstelle-demenz.de/
Lokale Allianzen für Menschen mit Demenz
Regionale Unterstützungsstrukturen zur Verbesserung der Lebenssituation und gesellschaftlicher Teilhabe von Menschen mit Demenz und ihren Angehörigen

https://singende-krankenhaeuser.de/home.html
Verein Singende Krankenhäuser e.V.
Schulungen zum bewussten Einsatz von Liedern

https://www.therapie.de/psyche/info/
Therapeutensuche von Pro Psychotherapie e.V.
Regionale Suchoptionen u.a. für Kunst- und Musiktherapeuten
Weiterführende Informationen rund um die psychotherapeutische Versorgung von Menschen mit psychischen Problemen und ihren Angehörigen

https://www.volksliederarchiv.de/
Volksliederarchiv
Umfangreiche Sammlung von Volksliedern mit Texten und zum Teil mit Noten

https://www.wegweiser-demenz.de/
Internetportal Wegweiser Demenz
Informations- und Unterstützungsangebote zum Thema Demenz für Betroffene und Angehörige

Zusatzmaterial zum Download

Die Zusatzmaterialien[1] können Sie unter folgendem Link herunterladen:

https://dl.kohlhammer.de/978-3-17-041432-7

1 Wichtiger urheberrechtlicher Hinweis: Alle zusätzlichen Materialien, die im Download-Bereich zur Verfügung gestellt werden, sind urheberrechtlich geschützt. Ihre Verwendung ist nur zum persönlichen und nichtgewerblichen Gebrauch erlaubt. Jede Verwendung außerhalb der engen Grenzen des Urheberrechts ist ohne Zustimmung des Verlags unzulässig und strafbar. Das gilt insbesondere für Vervielfältigungen, Übersetzungen, Mikroverfilmungen und für die Einspeicherung und Verarbeitung in elektronischen Systemen.

Über die Autoren

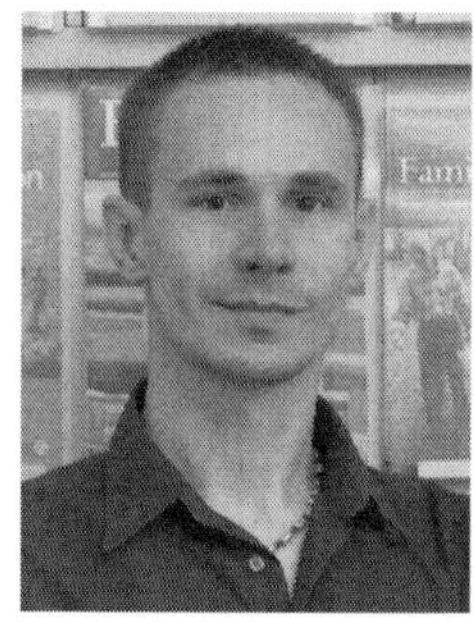

Dr. rer. med. Dipl.-Psych. M.A. Arthur Schall ist Psychologe, Musikwissenschaftler und Kunsthistoriker und forscht als wissenschaftlicher Mitarbeiter im Arbeitsbereich Altersmedizin (Institut für Allgemeinmedizin) der Goethe-Universität Frankfurt. Seine aktuellen Forschungsschwerpunkte sind kreativtherapeutische Interventionen bei psychogeriatrischen Störungen (u. a. Einsatz von Musik und Kunst), Kommunikation und Lebensqualität bei Demenz, Prävention dementieller Erkrankungen, Depression im Alter sowie psychosoziale Behandlungs- und Trainingskonzepte.

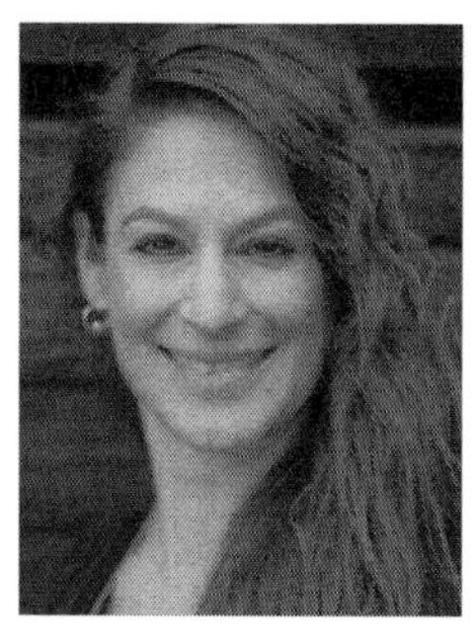

Dr. rer. med. Dipl.-Psych. Valentina A. Tesky ist Diplom-Psychologin und systemische Beraterin. Ihre Forschungsschwerpunkte als stellvertretende Leiterin des Arbeitsbereichs Altersmedizin (Institut für Allgemeinmedizin) der Goethe-Universität Frankfurt sind Prävention von kognitiven Leistungseinbußen im Alter, psychosoziale und kreativtherapeutische Interventionen bei Demenz, Kommunikation und Einwilligungsfähigkeit von Menschen mit Demenz sowie Altersdepression.

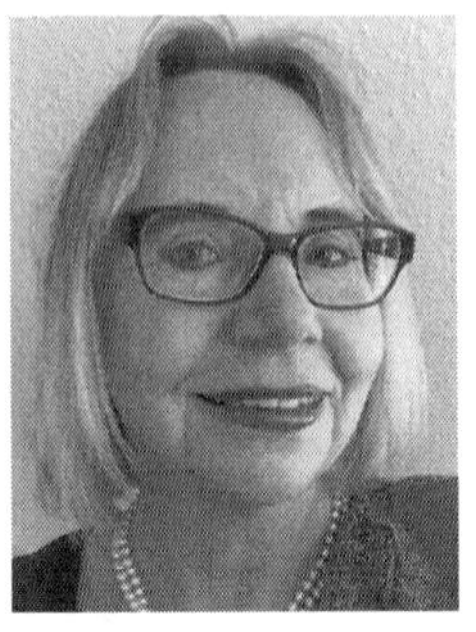

Dr. sc. mus. M.A. Inga Auch-Johannes ist Musiktherapeutin, Musikwissenschaftlerin, Musikpädagogin und Heilpraktikerin für Psychotherapie (HP). Sie promovierte über die Entwicklung von Kommunikations- und Beziehungsfähigkeit bei Menschen mit Demenz und ihren pflegenden Angehörigen durch Musik. In eigener musiktherapeutischer Praxis legt sie ihren Fokus auf den geriatrischen und gerontopsychiatrischen Bereich und bezieht nach Wunsch Angehörige in ihre Behandlungen und Entlastungsangebote mit ein.

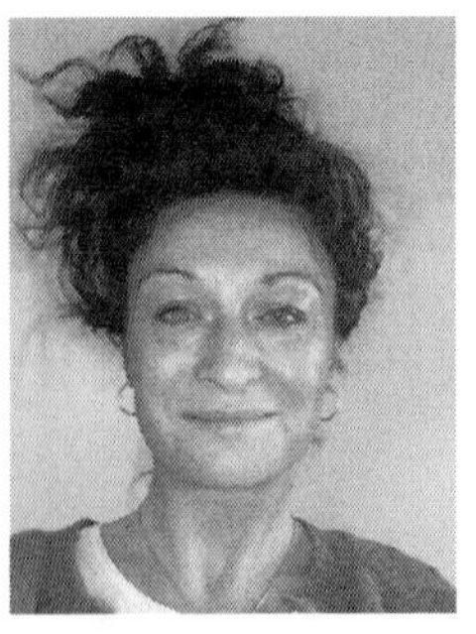

Claudia Gaida ist bildende Künstlerin, Philosophin und angewandte Kulturwissenschaftlerin. In ihrer Arbeit versteht sie die Schnittstelle zwischen pädagogischer Planung und künstlerischem Handeln als kreativen Raum und entwickelt dabei in Koproduktion mit heterogenen Gruppen künstlerische Ausdrucks- und Sprachräume. Sie arbeitet mit Institutionen wie dem Kunstpädagogischen Institut der Goethe-Universität, der Internationalen Berufsakademie Darmstadt, dem Städel Museum und dem Weltkulturen Museum zusammen.